ルポゲーム条例

なぜゲームが狙われるのか

山下洋平

河出書房新社

ルポ　ゲーム条例　なぜゲームが狙われるのか

目次

序　章　〝水増し〟された賛成意見　9

第1章　全国初の条例ができるまで　23

＊本文中の年齢・肩書きは取材時点のものを記している。

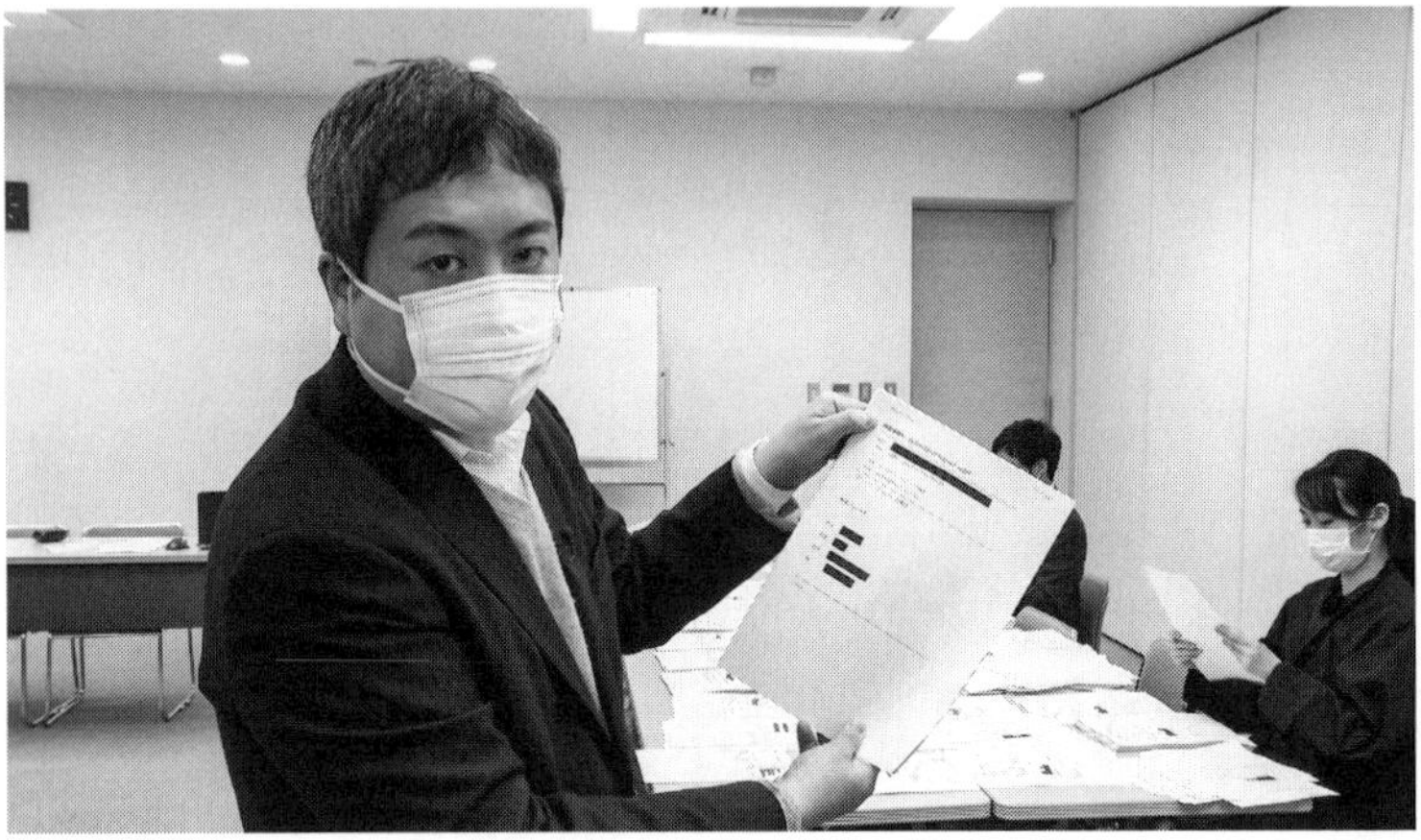

開示されたパブリックコメント原本の「異様さ」について報じる著者

ルポ　ゲーム条例　なぜゲームが狙われるのか

序章

“水増し”された賛成意見

「8割以上が賛成」への違和感

取材の始まりは、強烈な「違和感」だった。

2020年3月12日、平日に休暇を取っていた私は、自宅で夕方のニュースをザッピングしながら見ていた。ローカル放送局は午後6時台のニュース番組が主戦場だ。休みの日でも、各社がどんなニュースをどんな切り口で報じているのかチェックするのが習慣になっている。その日、目に留まったのは自社が流したニュースだった。

香川県議会が来月の施行を目指している「ゲーム依存」の対策条例について行ったパブリックコメントの結果が公表されました。8割以上が「賛成」でしたが、事業者の意見はほとんどが「反対」でした。

香川県議会は、インターネットやゲームの依存症から子どもたちを守るための全国初の条例制定に向け、前年9月に各会派の議員からなる条例検討委員会を設置して議論を進めていた。

注目を集めたきっかけは、20年1月10日の検討委員会で示された条例の素案に、18歳未満のスマートフォン等の使用について「1日当たり60分までを上限とする」という時間制限が盛り込まれたことだった。これを報じたニュースがSNSで拡散されると、「時代に逆行している」「家庭の問題に行政が踏み込むべきではない」などといった反対意見が噴出し、いわゆる「炎上」状態となった。1月21日付の四国新聞によると、県議会や県には10日間で200件を超える意見がメールで寄せられたという。これを受け、検討委員会は「スマートフォン等の使用」を「コンピュータゲームの利用」とし、時間制限については「基準」という文言を加えた上で、県民や事業者から意見を募るパブリックコメントを実施した。

先ほど紹介したニュースは、その結果を県議会が公表したことを受けたものだ。この日の検討委員会では、香川県議会事務局が作成したパブリックコメントの概要版が委員と報道陣に配られた。その表紙にあったのが意見の提出者数を表にしたもの。それによると、個人、団体、事業者からの計2686の意見のうち、「賛成」は2269。実に84・5%に上る。

まず驚いたのは、寄せられた意見の多さだ。パブリックコメント(通称パブコメ)は、国や自治体が法令や計画などの策定にあたって事前に広く意見を募るというもの。香川県が過去に行ったパブコメで寄せられた意見は毎回数件に止まっていて、「時間制限」で全国的な注目を集めたとはいえ、桁違い、いや桁が3つ違う。そして何よりこの素案に「8割以上が賛成」というのは、SNSなどで目にしていた意見とは賛否の割合が真逆と言ってもいい。
その夜、私は自分のツイッターアカウントで自社のニュースのリンクを貼った上で、こうつぶやいた。

弊社のニュース、淡々と報じてますが、賛成2268人、反対333人［著者註：数字は個人の意見のみ］は肌感覚として解せない…そもそもパブコメは賛成反対のアンケートではなく（そんな選択肢の項目はない）、内容を見て振り分けたのだと思う。担当記者ではないですが、情報公開請求してみます。

私が所属するKSB瀬戸内海放送は、岡山県と香川県を放送エリアとし、記者とアナウンサーあわせて25人ほどが、日々両県のニュースを取材して報じている。各記者は行政や警察、教育、経済、スポーツといった「持ち場」が割り振られてはいるが、少人数のため基本的に何でも取材する。03年に入社した私は、警察・司法を中心に、高松本社と岡山本社で一通り全ての持ち場を担当した後、11年からニュース項目を決めたり記者に指示を出して原稿をチェックしたりする「デスク」、そして報道部長にあたる「マネジャー」を計7年間務めた。だが、現場で取材を続けたいという思いが強く、自ら希望して管理職から専門職となって記者に復帰。特定の持ち場に縛られない「遊軍」という立場で、日々のニュース取材やドキュメンタリー番組の制作にあたっている。
香川県議会の「ネット・ゲーム依存症対策条例（通称ゲーム条例）」制定に向けた動きについては、

地元紙である四国新聞が肯定的な立場で、朝日新聞などの全国紙が素案に時間制限が盛り込まれて以降、比較的懐疑的な立場で大きく報じていた。私はこうした新聞報道に目を通してはいたものの、別のドキュメンタリー番組を制作中だったこともあり、取材は香川県政担当の記者に任せていた。

そんな中で目にした「パブコメで8割以上が賛成」のニュース。議会側の発表をそのまま報じていることに違和感を覚え、翌朝、議会事務局に足を運んだ。検討委員会で公表されたのは意見の概要版と、議会事務局が仕分けたとする賛成・反対の数だけ。「原本」を情報公開請求し、いったいどんな人たちが、どんな理由で条例の素案に賛成したのかを確認するためだ。

開示された原本は……

5日後の3月18日、2月定例香川県議会の最終日に「香川県ネット・ゲーム依存症対策条例案」が議員発議された。議会の一部の会派からは、パブコメの詳細を開示し、慎重に審議するよう求める声が上がったものの、条例案は賛成多数で可決、成立した。

県議会の情報公開条例では、開示請求書が提出された日から15日以内に公開か非公開かを決定することを定めているが、特例により「延長する」と議会事務局から連絡があった。理由は「公開請求に係る公文書が大量、かつ多数の非公開情報が含まれており、慎重な審査を要するため」とあった。

年度が替わった4月7日、新型コロナウイルスの感染者増加を受け、安倍晋三総理大臣が初めてとなる「緊急事態宣言」を7都府県に発出。香川県ではまだ感染者はほとんど出ていなかったものの、ローカルニュース番組でもコロナ関連のものが多くを占めるようになっていた。

議会事務局から私の携帯電話に着信があったのは、4月13日。情報公開請求をしてからちょうど1カ月が経っていた。

「大変遅くなりましたが、請求されていた文書の写しの交付準備ができました」

時計に目をやる。午後3時前。「嫌なタイミングだな……」と思った。夕方のローカルニュースの放送開始は午後6時15分だ。当日にニュースを突っ込むとなると、議会に文書を受け取りに行って、中身を分析し、撮影、原稿執筆、編集という作業を経ねばならない。かなりタイトなスケジュールだ。

「まずは中身を見て判断します」とデスクに伝え、県議会棟2階にある議会事務局を訪ねた。案内された別室で段ボール箱2箱に入った紙を受け取る。ずしりと重い。A4用紙で4186枚分。県民や事業者が郵送やメールなどで送ったパブコメの「原本」を、議会事務局の職員が個人情報を黒塗りした上でコピーしたものだ。社に戻り、県政担当記者と、4月に入社したばかりで研修中の新人アナウンサー3人に声を掛け、会議室に紙を運ぶ。まずは賛成と反対の意見を仕分け、賛成意見の中身がどんなものかを検証しよう。

集まったメンバーが、その「異様さ」に気づくのにそれほど時間はかからなかった。

パブリック・コメントへの意見
賛成いたします。

県議会宛てにメールで送られた意見には、この2行に、「氏名」「年齢」「住所」「TEL」がそれぞれ1行ずつ書かれたものが次から次に出てきた。改行の間隔も全て同じ。送信日時を除けば、同じものをコピーしたようだ。数えると合計49通あった。送信は2月1日の午前11時20分から午後0時24分まで。ほぼ1分に1通のペースで送られていた。このほか、「賛同します」「賛成致します」といった同じような短い文言のものが多く見られた。

程なくして、こんな声が上がり始めた。

「あ、また『明るい未来』だ」

「『判断の乏しい大人』、こっちにもありました」

賛成意見の中に、複数の「特徴的な言い回し」が何度も使われているのだ。同じものを仕分けして数えてみることにした。

「ネット・ゲーム依存症対策条例が通る事により、皆の意識が高まればいいと思うので賛同します」　176件

「条例通過により、明るい未来を期待して賛成します」　142件

「ネット、ゲームが子供達に与える影響様々ですので、賛同します」　137件

「ゲーム依存により、判断の乏しい大人を生み出さない為に、賛同します」　128件

数が多かった上位4つのパターンだけを見ても、全て120件以上。文末の「賛同（成）します」

が「賛同致します」となっているなど、わずかな違いはあるものの、「影響様々」や「判断の乏しい」などは、たまたま重なるとは思いにくい「クセが強すぎる」表現だ。

夕方のニュース番組の開始時刻が迫る。原本の全てをじっくり分析はできていないが、これだけでも十分に報じる価値がある。仕分け作業が行われている様子を背景に、私が紙を持ってめくるリポートを撮影した。

「現在、寄せられた意見の仕分けをしているんですが、メールで寄せられた賛成意見には、いくつかのパターンがあることが分かりました。同じものを積み重ねています。例えばこちら。『条例通過により、明るい未来を期待して賛成します』『賛同します』といったほぼ同じ文言の、1行だけの文章が多く寄せられています」

そして、3分弱のニュースを編集し、「速報」として当日の番組で放送した。また、自社のホームページやYahoo!ニュースなどの外部のプラットフォームにも「ゲーム条例のパブコメ『原本』が開示　多数を占めた賛成意見『全く同じ文章』が何パターンも」というタイトルで記事と動画を配信した。Yahoo!ニュースでは、編集部が選ぶ「トピックス（ヤフトピ）」と呼ばれるトップ項目にも入り、ツイッターなどでも大きな反響を呼ぶスクープとなった。

「賛成意見が8割以上」というニュースに最初に触れたときから、条例制定を推し進めたい人たちによる何らかの意見集約――パブコメは賛否の数によって意思決定する住民投票とは違うので、「組織票」という呼び方は適切ではないのだが、そう呼んだほうが分かりやすいかもしれない――が行われたのではないかという見立てではあった。また、採決後に原本を閲覧した議員が「賛成意見のほとんどが同じ書式だった」という証言もしていた。そういう意味ではある程度予想通りではあったが、実際に目の前に積み重ねられた紙の束に「いったい何なんだ、これは……」とつぶやかずにはいられなかった。と、同時に、こうしたパブコメの実態が、県民はおろか検討委員会の委員だった議員にすら明らかにされないまま条例案の採決が行われ、可決、成立してしまっているという事実も突きつけられた。そう、この時点ですでにこの条例は施行されているのだ。

生放送で「反省」を述べた

開示されたパブコメの原本について、さらに詳しい分析を進めた。似たような文言の「賛成意見」はほとんどが県議会のホームページにある「ご意見箱」という投稿フォームから送られたものだった。このフォームからだと短時間に次々と意見を送ることができる上、送信者のメールアドレスは分からない。「依存症」を「依存層」とする同じ誤字が約20件見つかるなど、同一のパソコンから連続して意見が投稿された疑いが強まった。4月16日の夕方のニュースでは、新たに分かったことを中心に約9分間の「解説」コーナーで詳しく報じた。私はスタジオに生出演し、こんなことを述べた。

「今回一番問題なのは、パブリックコメントで賛否を問うていないにもかかわらず、賛成と反対の数を集計して公表したことだと思います。そこに引っ張られ、先月12日の発表時にわれわれを含む多くの報道機関が『県民の8割以上が賛成』という見出しで報じてしまったことは反省すべきだと思います」

いわゆる「誤報」を訂正する場合は別として、報道機関が自分たちの伝え方について「反省」の言葉を述べるのは珍しいと、同業者から驚きの声が届いた。だが、ここを曖昧にしてはいけないという思いがあった。あの日、取材をして原稿を書いた後輩記者を責めるつもりはない。もし私自身が条例検討委員会を取材していたとして、「違和感」を当日のニュースにどこまで反映させられたかは正直分からない。それでもあえて生放送で「反省すべきだ」と述べたのは、自分の中で、これからこの条例の制定過程をしっかり検証していくという決意、覚悟を表明するためだった。

すでに成立した条例について後からとやかく言っても「後出しじゃんけん」ではないか。そんな見方もあるだろう。もちろん、条例の制定前にもっと力を入れて問題点を報じるべきだったことは確かで、悔いは残る。だが、成立したからもう検証しなくていいということはない。県議会で採決が行われた翌日、20年3月19日付の朝日新聞朝刊に掲載された高松総局・尾崎希海記者の署名記事が今でも心に刻まれている。尾崎記者は、条例の検討委員会が会議の一部を非公開で行い、会議録を作っていないことなどを批判し、こう述べている。

この制定過程を見過ごすことはできない。正されなければ、多数派の議員がお手盛りで条例をつくる、そんな歴史をくり返すだけだ。

「香川県ネット・ゲーム依存症対策条例」に関する私の取材は、遅ればせながら、こうして本格的なスタートを切った。パブコメの原本開示から約2カ月後の20年6月に『検証ゲーム条例』、さらに条例施行から2年が経過したのにあわせ、22年5月に続編となる『検証ゲーム条例2』という55分の特別番組を2本制作、放送した。

ニュースのネット配信が当たり前となり、新聞もテレビも「速報性」がより求められるようになった。伝え手も受け手も、次から次へと起きる大きなニュースに脊髄反射的に飛びつき、消費していく。話題になったニュースも時間が経てば忘れられ、その後どうなったかという事後の検証がなされることは少ない。そんな自省を、番組のキャッチコピーに込めた。「条例ができたら終わり、ではない」。

そこに科学的根拠はあるか

ここまで書いてきたように、ゲーム条例を巡る私の当初の問題意識は、その不透明な制定過程にあった。その後、取材を進めるうちにもう一つ大きなテーマになったのが条例の「科学的根拠」の問題だ。それはちょうど時を同じくして日本を襲った未曽有のパンデミック、新型コロナへの国や自治体の対応とも共通する。

20年2月27日午後6時ごろ、出張先の東京で系列局のドキュメンタリー制作者の会議に出席していた私は、スマートフォンに流れ込んできたニュース速報を見て、目を疑った。

安倍総理が全国の小・中・高校に臨時休校を要請

共働き世帯は、誰が子どもの面倒を見るのか？　間近に迫った卒業式は？　私自身が3人の子を持ち、共働きだったこともあり、あまりにも唐突な政府の決定に愕然とした。当時、放送エリアである岡山・香川ではまだ感染者はゼロ。全国ニュースでは横浜港のクルーズ船の集団感染や北海道での感染者急増が連日報じられてはいたものの、まだどこか遠い存在だった新型コロナ禍が一気に「自分ごと化」した瞬間だった。

この要請を受け、残りわずかだった学校生活にピリオドを打たれ、急遽お別れの会を開いた小学6年生や、長期の臨時休校で子どもの昼食に頭を悩ませる保護者の手助けをしようと、讃岐うどんの無料提供を始めた店などの取材に動いた。ただ釈然としないのが「なぜそれほど感染が広がっていない小・中・高校がターゲットなのか」「なぜ感染状況とは無関係に、全国一律なのか」という点だ。政府や、その要請に従った自治体から納得が得られる回答はなかった。

それには、同時期に香川県議会の条例案に盛り込まれた「ゲームの利用は1日60分まで」という時間制限と同じ「根っこ」を感じずにはいられなかった。依存症の対策として時間制限をすることに効果はあるのか。60分という時間はどこから出てきたのか。パブコメで県民やゲーム関連事業者から多く寄せられた疑問だ。

「ゲームは1日1時間」というのは、現在40代、まさに「ファミコン世代」の私にとっては聞き馴染みがあるフレーズだった。定着させたのは、1980年代にファミコンブームの立役者となった高橋名人（本名・高橋利幸さん）だ。ゲームメーカー・ハドソンの社員としてイベントやメディアで「16連射」を披露するなど子どもたちの人気を集めた彼が発した標語だ。

現在はゲームプレゼンターとして活動する高橋名人は、香川県の条例案が全国的に注目を集めた20年1月、自身のブログ『16連射のつぶやき』に「1時間規制について思う事」という記事をアップ。それによると、80年前後に流行していたゲームセンターが「不良の溜まり場」と言われ、ファミコンなどの家庭用ゲーム機が登場。このまま何の規制もないと、保護者たちにゲーム禁止と言われ始めるのではないかと思い、イベントの中で打ち出したのが「ゲームは1日1時間」だったという。

「1時間」という根拠は？　と聞かれても、その時に、閃いた言い回しに近いので、全くと言っていいほどに根拠など有るわけがありません。

高橋名人は、香川県の条例案について、「私としてはマナーやルールとして言うべきであって、国や県が条例などの法律で縛るまでの事では無いかなと思っています」と述べている。

新型コロナの感染拡大を食い止めること、ネットやゲームへの依存を防ぐこと、という大きな「お題目」があればどんな政策を行ってもいいということにはならないだろう。国民や県民に何らかの行動制限を課す場合はなおさらだ。

折しも、毎日新聞は『公文書クライシス』と銘打った連載で、森友・加計学園や「桜を見る会」の問題を巡って安倍政権が公文書を軽視する姿勢を追及していた。その中では、新型コロナへの対応を実質的に決める政府の連絡会議で、総理をはじめ政府高官の発言が議事録に一切記載されていないことも明らかにしていた。科学的根拠がはっきりしない政策を実行するにあたっての説明責任が果たされないばかりか、事後の検証もできない。まさに「民主主義の危機」と言える状況だ。そしてこうした政府の姿勢は、香川県におけるゲーム条例の制定過程とも重なってくる。

本書は、地方議会で成立した1つの条例を地元放送局の記者が約3年にわたって取材、検証した記録だ。それは決して「一地方の話」ではない。国全体が抱える課題や社会のひずみは、まず地方に現れる。それにいち早く気づき、長い時間をかけた取材で浮き彫りにできるのは地域に根差した記者の強みであり、また、使命だと考えている。

第1章

全国初の条例ができるまで

旗を振った県議と新聞社

全国初の「ネット・ゲーム依存症対策条例」が香川県で成立したのはなぜなのか。

香川県は47都道府県で最も面積が小さく、2020年4月1日時点の人口は約95万人。県民食である讃岐うどんの認知度の高さと、それ以外に目玉がないことを逆手に取り、11年、『うどん県』に改名します」という観光PRキャンペーンで話題を集めた。瀬戸内の島々を舞台にした現代アートの祭典「瀬戸内国際芸術祭」を10年から3年に1度開催して国内外から多くのアートファンを集め、「うどん県」に加え、「アート県」としての打ち出しにも成功している。だが、インターネットやゲーム産業、その利用が他県に比べて盛んだというイメージはないし、客観的なデータにもたどり着けない。「ゲーム条例」が全国的な話題になってはじめて、「そもそも、なぜうちの県で?」と首をかしげた県民も多かった。

香川県議会で最初にその動きが表に出たのは、19年3月、「ネット・ゲーム依存症対策議員連盟」

の設立だ。全41議員からなる超党派の議員連盟で、発起人には、最大会派・自民党香川県政会の大山一郎議員、リベラル香川の高田良徳議員、自民党系のもう一つの会派、自民党議員会の谷久浩一議員、公明党議員会の都築信行議員の4人が名を連ねている。3月8日に開かれた設立総会で決議された「規約」では、「本県の子どもたちがネット・ゲームの長時間の利用により、心身や家族的・社会的な問題を引き起こすネット・ゲーム依存に陥らないために必要な対策を推進し、健全な育成を図ること」を目的としている。そして、この目的を達成するための事業として、ネット・ゲーム依存の早期発見、早期対応、予防対策に関する調査研究及び提言、要請活動、その他、本連盟の目的達成に必要な事項を行う、としていた。

翌3月9日、地元紙の四国新聞は、この議連の設立総会を1面トップで報じた。見出しは、「議員発議の条例目指す」。規約には書かれていない「条例」という言葉が大きく打ち出されていた。記事は、議連について「最終的には、議員発議による条例の制定を目指す方針だ。ゲーム依存に特化した条例が制定されれば、全国初のケースとみられる」とし、第2社会面（26面）に議連の会長に就任した大山議員へのインタビュー記事も掲載している。

――ゲーム依存対策に特化した条例は全国でも例がない。制定を目指す意図は。

大山　ゲーム依存対策において国の法整備は遅れているのが実情だ。全国に先駆けて香川の子どもたちを守る対策を推進したい。国に対しては法整備などの要望を行っていく。

大山議員と四国新聞社。なぜ香川県で全国初の条例が誕生したのかという冒頭の問いについて考える上で、この2者の存在は欠かせない。

大山議員は、国会議員秘書などを経て、03年、43歳のときに香川県議会議員選挙で初当選。自民党香川県支部連合会で04年から06年まで青年局長、17年から幹事長代行を務め、「日本会議」の地方議員連盟にも所属している。自身の公式ホームページには、理念として「『空気』との戦い」を掲げている。「公共事業＝無駄遣い」という「空気」によって防災対策の予算が削られていると主張するほか、「国の借金問題、歴史認識問題、エネルギー（原発）政策、教育政策、少子化対策、等々誤った『空気』と戦わなければならない」と記している。

そんな大山議員が県議会で積極的に取り上げてきたのが「ネット・ゲーム依存」の問題だ。香川県議会の会議録検索システムでたどると、大山議員が最初にこの問題に触れたのは、1期目だった06年2月定例議会の一般質問。殺人や暴力など残虐ゲームソフトの規制について質す中で、精神科医の岡田尊司氏の著書『脳内汚染』を引用しながら、ゲームの「麻薬的な依存症」を指摘する。

「ゲームは最高の英知を傾けて中毒を起こしやすく設計された一種の合成麻薬だ」と岡田氏は断言しております。この指摘の意味は実に重大だと言えます。なぜなら、ゲームは時間を決めてやればいいという物わかりのよい議論は、麻薬でも少量なら構わないということと同じだということを意味するからであります。

続く同年6月定例議会の一般質問では、さらにネット・ゲーム依存の「危険性」が強調されていく。

一刻も早く親たちに映像メディアやゲームが持つ依存性のこと、それがひきこもりや不登校につながる可能性があること、ひいては想像を絶するような犯罪につながる可能性さえあるということを伝える必要があると思います。

大山議員は、質問の中で数々の凶悪事件を挙げ、その背景に、加害者のネットやゲームへの依存傾向があったと主張。「全庁的なプロジェクトチームをつくる」（同年6月議会）ことや、「積極的な啓発」（同年9月議会）、「県立病院にゲーム、インターネット依存症の治療を行う科を設ける検討」（08年6月議会）などを県当局に求めている。

「他県に先例があるとか、ないとかではなく、子どもたちのために何をするかということが大切なのではないでしょうか」と強い口調で対策を迫ることもあった。こうした大山議員の「問題意識」が19年の議員連盟、条例検討委員会へとつながっていく。

一方、議連の設立を1面で大きく報じた四国新聞。記事には、長期の連載企画やキャンペーン報道などに付けるワッペン（ロゴマーク）があった。

「ほっとけない『ゲーム依存』」

四国新聞社が19年1月から始めたキャンペーン企画だ。1月6日付の1面で、17年度に香川県教育委員会が行ったスマートフォンやゲーム機などの利用時間の調査結果をもとに「県内の児童生徒の間で、インターネット依存や『ゲーム障害』の恐れが強まっている」と報じた。そして、キャンペーンのスタートを告知した。

専門家によると、依存するのは未成年者が多く、昼夜逆転の生活の乱れ、家族への暴力、成績低下などの例が報告されているほか、覚醒剤やアルコール、ギャンブル依存症患者らと比べて、最も治療が難しいとされています。青少年の健全育成を進める観点から、専門家の意見、世界の現状などとともに、ゲーム依存の恐ろしさや予防策などについて紹介していきます。

翌日からも識者インタビューなどの記事を連載。さらに、紙面だけではなく『ゲーム依存から子どもを守る！』と題した啓発DVDも制作し、香川県と県教委の推薦を得た。DVDは約10分間。国内初のネット依存外来を設立した国立病院機構久里浜医療センター（神奈川県横須賀市）の樋口進院長や、「尾木ママ」の愛称で知られる教育評論家の尾木直樹さん、重度の依存症から回復した元患者が出演し、ゲームをやりすぎることによる危険を訴える内容だ。四国新聞社は、このDVDと、同年6月に発刊したタブロイド版の『こどもニュース　ゲーム依存問題特別号』を、県内全ての小・中・高校など292校に配布したとしている（DVDは県内の保育所・幼稚園などにも配布）。

四国新聞社はこれに先駆け、17年度から「さぬきっ子生活改善プロジェクト」を展開。県などが小学4年生を対象に毎年行っている血液検査（小児生活習慣病予防健診）の結果などをもとに、子どもたちの食生活改善や体力アップに向けた啓発を続けている。

これら2つを合わせた「キャンペーン　健康は子ども時代から～血液異常・ゲーム依存症対策への取り組み～」は、19年度の新聞協会賞（経営・業務部門）を受賞した。新聞協会賞は、日本新聞協会が1957年度から年に1回、社会を動かすきっかけになったスクープなど、優れた報道の担い手に贈るもので、新聞業界では最高の栄誉とされる。この年は編集部門に96件、技術部門に3件、経営・業務部門に6件の応募があった。四国新聞社は、創刊130周年の記念の年に、初の新聞協会賞受賞を果たした。なお、翌20年度から、技術部門は「新聞技術賞」、経営・業務部門は「新聞経営賞」に改称し、「協会賞」とは別の賞となっている。

10月16日、宮崎市で行われた授賞式を伝える四国新聞の記事には、評価された点として「重層的な展開で教育現場に浸透し、家庭や親子に大きな反響を呼ぶとともに、児童の血液検査結果の改善、県議会による全国初のゲーム依存防止条例制定の動きなど、具体的な成果にもつながった」ことを挙げている。「県議会による条例制定の動き」が受賞の大きなポイントとなっていることは注目すべきだろう。

「ネット・ゲーム依存症対策議員連盟」の設立から約1カ月後、19年4月7日に行われた香川県議選。大山議員は、高松市選挙区でトップ当選（5期目）を果たす。そして4月30日、第91代の県議会議長に就任した。6月5日付の四国新聞、話題の人物を紹介する「かお」のコーナーに取り上げられた際には、「政策立案、提言のできる議会を目指す」とし、ゲーム依存症対策について「問題に対する社会の機運が高まってきた」と手応えを語っている。

長年、この問題について議会で取り上げてきた大山議長。全議員で作る議員連盟が設立され、県内シェア6割を誇る地元紙・四国新聞がキャンペーン報道で後押しする。そこに、もう一つ、「社会の機運」を高める大きな要因となったのが、WHO（世界保健機関）の動きだった。

「理念条例にはしない」

19年9月19日、香川県議会に設置された「ネット・ゲーム依存症対策に関する条例検討委員会」の第1回会合が開かれた。同年3月に全議員が参加して設立した議員連盟が、条例制定というゴールに向けて本格的に動き出した形だ。委員は、議長、副議長と、県議会に5つある会派から推薦された議員の計14人。検討委員会の委員長は、議連の会長でもあった大山議長、副委員長は西川昭吾副議長が務めることになった。

条例検討のスケジュールも示された。翌20年2月までに6回の会合を開いて、2月定例議会で条例案を議員発議、同日に採決して4月1日の施行を目指す。医療の専門家や県内関係者との意見交換、条例の素案に対するパブリックコメントを行う予定だ。

初会合にあたるこの日は、県の健康福祉部と教育委員会事務局の職員からネット・ゲーム依存の現状と対策についてのレクチャーがあった。配布された計16ページの資料の2ページ目で紹介されたのが「WHOで『ゲーム障害』を新たな疾病に認定」というもの。後に成立する条例の「前文」にも記され、この条例の制定が必要だとする大きな根拠の1つとなった。

遡ること約4カ月前の19年5月25日。WHOは、スイス・ジュネーブで開かれた総会で、国際疾病分類の最新版「ICD－11」を承認した。ICDは、国際的に統一した基準で定められる死因及び疾病の統計分類で、世界各国の医療従事者や研究者が診断や調査に使用している。第10版（ICD－10）から約30年ぶりの改訂となる11版の発効は22年1月。この中に新たに収載されたのが「Gaming Disorder」だった。23年2月現在、正式な和訳名は決まっていないが、「ゲーム障害」や「ゲーム症」と訳されることが多い。条例検討委員会で配布された資料（厚生労働省の広報誌『厚生労働』19年5月号からの引用）によると、この「ゲーム障害」は次のように定義された。

- ゲームをすることに対する制御がきかなくなる。
- ゲームに没頭することの優先順位が高まり、日常の活動よりもゲームをすることが優先される。
- 問題が生じているにもかかわらず、ゲームの使用が継続、またエスカレートする。

これらの症状とその重症化による障害が12カ月間みられる場合、「ゲーム障害」と診断される（症状が重度であれば、短期間でも診断）。

WHOの「ICD－11」にゲーム障害が収載されたニュースは、国内でも大きく報じられた。各新聞（ウェブ版）の見出しはこうだ。

「ゲーム依存は疾患、WHO決定　予防・治療、開発進展へ」朝日新聞

「WHO『ゲーム障害』を新たに依存症として認定」毎日新聞
「ゲーム依存は病気　WHO、国際疾病の新基準」日経新聞

キャンペーン「ほっとけない『ゲーム依存』」を展開していた四国新聞は、1面と3面に共同通信の記事をもとにした本記と解説記事、第1社会面（21面）で地元・香川の医療関係者、行政、議会、学校現場の反応を大きく展開した。

「ゲーム障害　依存症認定　WHO、疾病分類承認　22年施行、治療に期待」
「世界で報告、対策急務　日本の中高生7人に1人」
「国挙げ対策加速を　大きな一歩／連携さらに　県内関係機関、機運高める」

香川県議会の条例検討委員会の第1回会合では、このほか、厚生労働省の研究班が18年8月に発表した調査結果で、ネット依存の疑いがある中・高生は全国で推計約93万人（中・高生全体の約14％）に上ることが判明し、「ネット・ゲーム依存の予防対策が急務となっている」こと。また、県教委が行ったスマホ等の利用に関する調査（小・中・高校生対象、17年度）や学習状況調査（小・中学生対象、18年度）の結果から、県内の児童生徒のスマホ等の利用時間が年々増加傾向にあることなどが紹介された。

また、依存対策として、15年に県・各市町の教育委員会や県PTA連絡協議会などが策定し、県内

全ての児童生徒と保護者に配布した「さぬきっ子の約束」などの取り組みについても説明があった。「さぬきっ子の約束」は、スマホやゲーム機などを使う場合、①家の人と決めた使用ルールを守ります。②自分も他の人も傷つけない使い方をします。③夜9時までには使用を止めます。という3つで、家庭でのルールづくりの重要性について啓発を行ってきた。

会合を終えた大山委員長は、報道陣の取材に応じた。

「ゲーム依存は、ギャンブル・アルコール依存などと同じように国レベルで法制化の必要があるが、議論が進んでいない。現場のわれわれとしては、ネット・ゲーム依存が相当進んでいると肌で感じていて、法制化を待っていられない」

大山委員長は、3月に議連を設立した際の四国新聞のインタビューでも国の法整備の遅れを指摘し「国に対して要望を行っていく」としていた。香川県で全国に先駆けて条例を制定することで、国にも法制化を促していく考えだ。

そして、この場で大山委員長が口にしたのが「理念条例で終わらせるつもりはない」という言葉だった。

「理念条例」とは、いわゆる「乾杯条例」（宴会などで乾杯をする際にその地域の特産の酒類を用いることを推奨する条例）に代表されるように、行政が推進したい理念について住民への普及啓発を主眼に置いたもの。これに対し、路上喫煙やポイ捨てを防止するために罰金や過料を科す条例など、住民に何らかの義務を課したり、権利を制限したりするのが「規制条例」だ。

「ゲームは1日60分まで」という時間制限で全国的な賛否を巻き起こすのはこの初会合から約4カ月

後。検討委員会のメンバーに取材すると「時間制限の話は唐突に出てきた」と振り返る議員もいたが、少なくとも大山委員長はこの時から「啓発だけで何とかできるものではない。何らかの規制は必要だ」という考えを示していた。

続く第2回の検討委員会は10月17日。「医療専門家との意見交換」のため、2人が招かれた。国立病院機構久里浜医療センターの樋口院長と、大阪府枚方市にある岡田クリニックの岡田尊司院長だ。樋口氏は、ネット・ゲーム依存に関する国内の第一人者とも言える存在。岡田氏は香川県観音寺市出身で、検討委員会が設置される前の6月にも議員連盟が開いた勉強会で講師を務めている。2人とも、四国新聞の「ほっとけない『ゲーム依存』」キャンペーンで、1面にインタビュー記事が掲載されたことがあり、樋口氏は、先に紹介した四国新聞社制作の啓発DVDにも出演している。

2人はそれぞれネット依存、ゲーム障害の危険性や実態について紹介し、条例に必要な考え方について語った。樋口氏は、実態調査を行うことや、県民の問題意識を向上させること、学校での予防教育や医療の充実など「包括的対策が必要」だと主張。中国や韓国で行われている政府によるアクセス制限などについては「有効性の検証が必要だ」と前置きをした上で、午後10時以降のネットやオンラインゲームの使用制限などを条例に盛り込むことを提言した。

「親が時間を守らせる、子どもたちはゲームをしたい。未成年者の行動規範を条例で示していただくと、『ここにちゃんと書いてある』ということを根拠にいろんな指導ができるんじゃないか」

岡田氏も、ネットやゲームを長時間使用することは依存症のリスクを高めるとし、「年齢に応じて適正な利用時間を定めることは、学校や家庭で子どもに指導する『根拠』が提供でき、指導が徹底しやすくなる」と訴えた。

これを受けた11月28日の第3回の検討委員会で、条例の骨子案が示された。「基本理念」として、①ネット・ゲーム依存対策の適正な実施、②依存症患者らへの支援、③県、市町、学校、保護者、依存対策関係者等による相互連携、の3つを挙げた。そして、「基本的施策」には、正しい知識の普及啓発や医療提供体制の整備、相談支援体制の充実など9項目。その8つ目に「使用時間の制限」が盛り込まれた。だが、まだこの時点では全国はもちろん、香川県内でも決して大きな注目を集めてはいなかった。

炎上した「1日60分まで」

「あの素案が発表されるまでは、極めて静かでしたね」

こう振り返るのは、「コンテンツ文化研究会」の代表、杉野直也さん(41)。コンテンツ文化研究会は漫画やアニメ、ゲームなどのコンテンツ文化の発展を目指し、主に「表現の自由」の規制につながるような法案についての情報収集、意見の発信を行っている市民団体だ。08年に結成され、「児童ポルノ禁止法」の改正や「東京都青少年健全育成条例」の改正論議などの際に行政や政治家に要望書を提出したり集会を開いたりして問題点を指摘してきた。

代表の杉野さんは香川県高松市出身で、東京でゲームソフト開発のディレクターを務めていた。11

年の東日本大震災後、多くの企画コンペが中止となるなど仕事が縮小したことや祖父母の介護などの都合で33歳の頃、故郷にUターンした。その香川県でメディア、コンテンツ規制につながる条例制定の動きが出ていることを知り、情報収集を始めていた。ただ、「四国新聞がキャンペーンを張っていましたけど、最初から盛り上がっていたかと言われるとそんな記憶はないです」と話す。

19年10月の第2回検討委員会の後、杉野さんは香川県議会事務局を訪れて資料を請求した。職員の対応は、それまで東京都議会などでは経験したことがないほど丁寧で、やや面食らったという。議会事務局の職員と、こんなやり取りをした。

「資料請求をしに来た市民の方はあなたが初めてかもしれません」

「まぁ、何事もやり過ぎがよくないのは分かりますが……条例でやることですかね?」

「地方の条例でできることには限界があります。あくまで国に対応を上申するものにしたいと考えています」

空気が変わり始めたと感じたのは、12月12日に開かれた第4回検討委員会の時だった。この日は「県内関係者との意見交換」として、香川県PTA連絡協議会と県小学校長会、中学校長会の各会長、県子ども女性相談センターの所長、依存症治療に取り組む高松市の三光病院の院長、通信事業者の代表としてNTTドコモ四国支社から広報、経営企画、法人営業担当の4人が委員会に呼ばれた。この場にゲーム業界の関係者はいなかった。人選に偏りを感じた杉野さんは、この意見交換の中身を詳しく把握しておく必要があると、傍聴もしくは議事録の閲覧を議会事務局に申し込んだ。すると、返ってきた答えは「傍聴は不可」「議事録は作ったことがない」というものだった。「それでは県民が審議内容を知る術がない」と抗議したが、「前例がないからできない」の一点張りで、取り付く島がなかった。

条例案の検討が大詰めを迎えつつあった12月18日、11月定例議会の最終日。最大会派の自民党香川県政会と公明党議員会は、国に「eスポーツ」の活性化に対しての慎重な取り組みを求める意見書案を提出し、全会一致で可決した。議会事務局は、こうした意見書が可決されるのは全国の都道府県議会で初めてだとした。

意見書では「ゲームやインターネットの過剰な使用は、依存症につながることや、睡眠障害、ひきこもりといった二次的な問題まで引き起こすことなどが指摘されており、選手間の競争心をあおるeスポーツの過熱化は、これらの症状をより一層助長することが懸念されている」とし、国に対し慎重に取り組むよう要望した。

対戦型ゲームの腕前を競う「eスポーツ」は、世界各国で盛り上がりを見せ、日本でも18年度に開催された第1回全国高校eスポーツ選手権に153チームが参加。19年10月には国民体育大会の文化プログラムとして、全国都道府県対抗eスポーツ選手権が開かれたばかりだった。杉野さんは、「eスポーツが依存症やひきこもりを助長する」という因果関係が不明なことを書いているのに違和感を覚えたが、旧知の議員らに尋ねても議会内で異論や反論があったという話は聞こえてこなかった。

年が明けた20年1月10日。杉野さんは、この日が条例の「ターニングポイント」になったと語る。

午後1時から開かれた県議会の第5回検討委員会で、「香川県ネット・ゲーム依存症対策条例（仮称）」の素案が示されたのだ。第1条〈目的〉から、第20条の〈実態調査〉までの全20条。中でも注目を集めたのは第18条〈子どものスマートフォン使用等の制限〉という項目だ。

第18条　保護者は、子どもにスマートフォン等を使用させるに当たっては、子どもの年齢、各家庭の実情等を考慮の上、その使用に伴う危険性及び過度の使用による弊害等について、子どもと話し合い、使用に関するルールづくり及びその見直しを行うものとする。

2　保護者は、前項の場合においては、子どもが睡眠時間を確保し、規則正しい生活習慣を身に付けられるよう、子どものネット・ゲーム依存症につながるようなスマートフォン等の使用に当たっては、1日当たりの使用時間が60分まで（学校等の休業日にあっては、90分まで）の時間を上限とするとともに、義務教育修了前の子どもについては午後9時までに、それ以外の子どもについては午後10時までに使用をやめるルールを遵守させるものとする。

条例の骨子案にあった「使用時間の制限」が初めて具体的な形で表に出てきた。

第2条の〈定義〉で、「子ども」は18歳未満の者、「スマートフォン等」は、ネットを利用して情報を閲覧（視聴を含む）することができるスマホ、パソコン等及びコンピュータゲームをいう、としている。つまり、18歳未満の子どもは、スマホやゲームの使用時間が1日60分（休日は90分）まで。夜間は、中学生以下が午後9時まで、高校生などは午後10時までに使用をやめるルールを守らせるよう、保護者に努力義務を課したものだ。罰則などは規定されていない。

この時間制限については、前日の1月9日に四国新聞が1面トップで報じていた。「関係者によると……」という、いわゆる「前打ち報道」だ。これを後追いする形でNHKが昼のローカルニュースで報じ、「県条例素案にゲーム利用時間制限」というタイトルでネット配信した。この記事が9日から11日にかけてSNSで拡散された。表現の自由などの問題に詳しい山田太郎参議院議員や、脳科学者の茂木健一郎さん、「謎解きクリエイター」として知られる松丸亮吾さんら多くのフォロワーがいる著名人がこの時間制限についてツイッターでつぶやいたことでより火がつき、「ゲーム禁止」というワードがトレンド入りした。

ツイッターでの反応や意見を大別すると、

- 「条例で個人の自由を奪ってよいのか」など、子どもの権利侵害の問題。
- 「スマホやゲームの利用時間は家庭での話し合いで決めるべき問題で、行政がどうこう言うべきではない」など、行政による家庭への介入の問題。
- 「強制的な時間制限が依存症の防止につながるとは思えない」「60分、90分という時間制限の根拠が分からない」などと科学的な根拠を問うもの。

その他、「スマホの利用目的はゲームだけではなく、学習でも使っている」「ゲームを悪者にしないで」「なぜ子どもだけなのか?」「依存症対策なら、酒やたばこも規制すべき」といった意見も多く見られた。なお、素案では「ゲーム」に限ってはおらず、「スマートフォン等」の使用制限について定めているが、SNSでは「ゲーム規制」「ゲーム禁止」だと受け取った反応が多かったのは、最も拡散されたNHKのウェブニュースのタイトルが「ゲーム利用時間制限」となっていた影響が大きいとみられる。

だが、素案が示された第5回の検討委員会では、この時間制限について、ツイッターで見られたような反対意見は委員から出なかった。

使用時間の上限を「1日60分」とした根拠については、「スマートフォン等の利用時間と平均正答率の状況」という18年度の香川県の学習状況調査の結果のグラフが参考資料として示された。スマホなどを1日に1時間以上利用すると、平均正答率が右肩下がりになっていくというグラフだ。また、夜間の使用については、香川県の小・中学生を対象にスマホやゲーム機は「夜9時までには使用を止めます」とした「さぬきっ子の約束」と、岡山県が14年に定めた「小・中学生のスマホ利用は午後9時まで」とした自主ルールが挙げられた。

この日、委員からは条例に「実効性」があるのかという指摘や、「行うものとする、遵守させるものとする」などの文末をより強い表現にできないか、オンラインゲームの「課金」トラブルへの対策について盛り込むべきではないかといった意見が出た。そして、これらを踏まえて素案を修正した上で、1月中にパブコメを開始することとした。

コンテンツ文化研究会の杉野さんは、委員会終了直後に議会事務局から素案の写しを入手すると、その日のうちに会のホームページで「全文公開」に踏み切った。葛藤はあった。普段、会では入手した資料を公開することは行っていなかった。それ以降の情報収集に支障をきたすからだ。

「これをやると信用してくれないんですよ、議会側も。ネットでポンポンと情報を公開するやつに重要な話はしてくれないですから。諸刃の剣だったんですけど。でも、議会事務局に『この素案をネットで公開するんですか？』と聞いたら『するつもりはない』と。それじゃ議論できないじゃないですか」

素案をスキャンしたデータを「議論の呼び水にしてほしい」と公開したブログは、わずか数日で約6万のページビュー（閲覧数）があった。会のホームページの記事で、短期間でこれだけ多くの人に見られるのは初めてだった。

そして杉野さんによるこの素案の全文公開が、1人の県職員の「アクション」につながっていくことになる。

県職員が実名で意見表明

条例の素案が公表されてから9日後の1月19日、ある文章がフェイスブックに投稿され、話題となった。『「意見表明」香川県庁職員の私が香川県ネット・ゲーム依存症対策条例素案について思うこと』と題した約7400字の長文。書いたのは、香川県庁の健康福祉部で働く田口隆介さん（29）だ。

本条例素案はネット・ゲームの規制という結論ありきで、当事者たる子どもを交えた議論のないまま委員会内で一方的に話が進められていることに強い危機感を覚え、私はこの条例の制定に反対します。

文章は「友達限定」ではなく、誰でも見られる形で投稿された。県議会が制定を検討している条例案について現役の県職員が実名で「反対」だと表明するのは極めて異例だ。

田口さんが条例の素案にスマホ等の使用制限が盛り込まれていることを知ったのは、1月10日、大学時代のサークルの先輩のSNSでの投稿がきっかけだった。県議会で条例検討委員会が開かれていることは認識していたものの、その動きを注視してはいなかった。ネット・ゲーム依存対策とは直接関係がない課に所属し、ゲーム依存防止キャンペーンを展開していた四国新聞をとっていなかったからだ。素案の全文を読もうとしたが議会は公表しておらず、県庁内では入手できなかった。たどり着いたのが、コンテンツ文化研究会のホームページだった。

「読んで、これはいかんなと思ったんです。家庭で決めることに公権力が介入するのは止めないといかんなと強く思いました」

投稿先は、ツイッターよりも長い文章が書けるフェイスブックを選んだ。実名や所属を明らかにすることにためらいもあったが、「現役の県職員である自分が名前を出して意見表明したほうが説得力が増す。別に後ろ指を差されるようなことではない」と決断した。

田口さんが「意見表明」で指摘した素案の問題点は大きく4つだ。

（a）家庭で決めるべき事項に介入する問題点、自己決定権の侵害
（b）インターネットの利用時間を制限することの非現実性
（c）子どもの権利条約との矛盾
（d）各部局のネット・ゲームを利用した広報・振興戦略との矛盾

（a）では「1日60分まで」などの時間制限について、田口さんは時間帯や長さではなく、「親子間の主体的な調整や納得を得られないまま一方的に時間制限を押し付けるところ」に問題の本質があると指摘する。子どもにとっては、納得のできる約束を自発的に結び守るという機会を奪うことになり、親にとっても家庭教育における主体性・自己決定権の侵害を受けることになるという。また、素案では、規制の対象は「子どものネット・ゲーム依存症につながるような」スマホ等の使用に当たって、とされているが、「専門家である訳ではない保護者によって、しかも事前に、依存症につながるかどうかを峻別することは困難」だとしている。

（d）の「ネット・ゲームを利用した広報・振興戦略との矛盾」では、これまで香川県が行ってきたSNSでの観光PRや、人気の位置情報ゲーム『ポケモンGO』とコラボレートした「ヤドン県」企画、ゲーム感覚で健康づくりを支援する健康ポイント制度などの取り組みを挙げ、強い語調で批判した。

情報の大切な受け手たる子どもから情報を遮断するようなネット・ゲーム規制は、先述の各部局の努力を踏みにじり成果を水泡に帰さんとするものであり、香川県庁の職員として到底看過できるものではありません。

田口さんは、県庁のイントラネットにも同じ文章を投稿した。これまで面識がなかった職員からも意見に賛同するコメントが多く寄せられ、「思いのほか県庁内でも温かく受け入れられた。不利益などはありませんでした」と話す。

素案を修正「誤解受けた」

1月20日の第6回検討委員会。当初のスケジュールにこの日程はなかったが、10日前に公表された素案の修正について議論するため開かれた。その開催案内には、これまでの委員会の際には見られなかった告知が記載された。

（1）条例素案の修正内容について説明（約10分間）後、各委員による議論は非公開で行います。
（2）委員会の質疑結果は、15時30分から第5委員会室において、大山委員長から説明します。

これまで報道機関は全て傍聴、撮影が可能だった委員会での議論が、初めて「一部非公開」となった。素案の公表後、ネット上で批判的な意見が沸き起こり、「検討委員会の委員の自宅に誹謗中傷や無言電話があったり、SNSで委員への個人攻撃があったりしたため、できるだけ自由、活発に意見が言えるようにするため」だとした。

公開された部分では、第5回検討委員会で示された素案（1月10日版）と、今回修正されたもの（1月20日修正版）の「対照表」が配られ、議会事務局の職員が説明した。

修正点は計27ヵ所。前回の委員会での委員の指摘を受け、〈県の責務〉など多くの項目で「〜を行うものとする」となっていた語尾を「〜を行う」などと言い切る形としたほか、オンラインゲームの「課金システム」についても言及した。〈事業者の役割〉について定めた第11条の2項は、次のように修正された。

1月10日版
事業者は、その事業活動を行うに当たって、著しく性的感情を刺激し、甚だしく粗暴性を助長し、又は依存症を進行させる等子どもの福祉を阻害するおそれがあるものについて自主的な規制に努める（後略）

1月20日修正版
事業者は、その事業活動を行うに当たって、著しく性的感情を刺激し、甚だしく粗暴性を助長し、又は**射幸性が高いオンラインゲームの課金システム等により**依存症を進行させる等子どもの福祉

を阻害するおそれがあるものについて自主的な規制に努める（後略）

そして、最も大きな修正が加えられたのが、ネット上で「炎上」した〈子どものスマートフォン使用等の制限〉を定めた第18条の2項だ。

1月10日版

保護者は、（中略）子どものネット・ゲーム依存症につながるような**スマートフォン等の使用**に当たっては、1日当たりの**使用時間**が60分まで（学校等の休業日にあっては、90分まで）の時間を上限とするとともに、義務教育修了前の子どもについては午後9時までに、それ以外の子どもについては午後10時までに使用をやめる**ルールを遵守させるものとする**。

1月20日修正版

保護者は、（中略）子どものネット・ゲーム依存症につながるような**コンピュータゲームの利用**に当たっては、1日当たりの**利用時間**が60分まで（学校等の休業日にあっては、90分まで）の時間を上限とする**こと及びスマートフォン等の使用**に当たっては、義務教育修了前の子どもについては午後9時までに、それ以外の子どもについては午後10時までに使用をやめる**ことを基準とするとともに、前項のルールを遵守させるよう努めなければならない**。

1月10日版では、1日60分（休日は90分）までという時間の上限は「スマートフォン等の使用」だったのが「コンピュータゲームの利用」に限定された。また、60分、90分という1日の利用時間の上限や、午後9時、10時までという夜間の使用制限は「基準とする」と、やや表現が弱められた。

その後、報道陣は委員会室からの退室を求められ、非公開で議論が行われた。

委員会終了後、記者会見に応じた大山委員長は、「条例制定に向けたメッセージ」と題した紙を配布し、冒頭で読み上げた。ネット・ゲーム依存が国内外で社会問題になっているという背景を、厚生労働省研究班や久里浜医療センターの全国調査の結果を挙げながら説明し、「条例は、ネット・ゲーム依存症対策を総合的かつ計画的に推進することを目的としたものであり、決して、インターネットやゲーム全てを否定したり、親権や子どもの人権を侵害したりしようとするものではない」と、ネットを中心とした批判に答える内容だ。

「時間制限の部分だけがクローズアップされたり、『スマホ禁止条例』といった具合に、学習などのスマホ使用まで禁止すると誤解されている部分があったため、分かりやすい形にさせていただきました」

大山委員長は、素案に多くの批判の声が巻き起こったことについては「誤解を受ける表現になっていた可能性があった」とし、修正版で「基準とする」という文言を加えた理由を述べた。

「マスコミ等で、完全にこれを守らなければ罪になるんだとか、そういう報道の仕方でありましたけど、これはあくまでも家庭内の基準としての規範をわれわれが示したものでありまして、各家庭で話し合っていただける基準になったらいいなということで出したものでございます」

念のため付言すると、素案の公表前後の新聞やテレビのニュースで、この時間制限を「守らなければ罪になる」と報じたものは確認できていない。「罰則はない」ということは伝えている。

記者からは1日60分や90分、午後9時、10時までという時間制限の根拠について、改めて質問もあった。

「1年かけて専門家のご意見とか聞き取り調査をした中で、その時間帯が一番子どもたちにとって、学習意欲の低下であるとか依存症にならないであるとか、そういうことを総合的に判断した結果、その時間になりました。ただ、あくまでもこれは『基準』であります」

大山委員長は「基準」という単語を一段大きな声で繰り返した。

この修正された素案についてパブリックコメントを行うことになった。意見を提出できるのは、香川県民と、第11条に規定する事業者（インターネット事業者、コンピュータゲームのソフト開発、製造、提供に携わる事業者など）に限られた。募集期間は、1月23日から2月6日までの15日間。香川県の「パブリックコメント手続実施要綱」では、意見等の提出期間は、計画等の案の公表の日以後「原則として1カ月以上」としている。その半分しか期間がない。議会事務局に問うと「県の要綱は、知事部局が行うものが対象で、議会には適用されない。議会としては15日間で行わせていただく」と回答した。

その後、多くの疑義が呈されることになるパブコメは、その実施期間の短さも「異例」だった。募集要項には「提出いただいた意見の概要とこれに対する県議会の考え方については、2月下旬頃に発表します」とあった。だが、募集の締め切りである2月6日から1ヵ月が過ぎても、条例検討委員会は開かれなかった。

示されたパブコメ概要版

パブコメの募集開始から1週間ほど経った頃、条例検討委員会の委員の1人、共産党香川県議員団の秋山時貞議員は、廊下ですれ違った議会事務局の職員に声を掛けた。

「パブコメはどうなん？　集まってる？」

「たくさん来てます。やっぱり反対意見が多いですね」

秋山議員は「そうだろうな」と思った。時間制限が盛り込まれた条例の素案が公表されて以来、共産党議員団のもとにも、実名・匿名問わず多くの批判的な意見がメールや手紙で寄せられていた。19年4月の県議選に当時32歳で初当選した秋山議員は、すでに設立されていた「ネット・ゲーム依存症対策議員連盟」に加わり、その後の検討委員会では、会派を代表して委員になった。

「議連では、明確に採決をしたりすることはなく、自然な流れで条例化に進んでいきましたね。もしかしたら『異議なし』みたいな形で賛同を示す場面があったかもしれませんが、はっきり記憶には残ってないです」

秋山議員は「うちの子、ちょっとゲームし過ぎじゃないか」「依存症になったら怖い」などと感じている保護者の声はあり、現実に困っている当事者や支援を求める家庭に行政として対策を講じる必要性から条例制定には賛成する立場で委員会に臨んできた。だが、1月10日に公表された素案を読んで考えが変わった。素案の作成は議会事務局と大山委員長が進め、検討委員会の委員も、委員会の場で初めて目にしたという。注目を集めた第18条の「時間制限」はもちろんだが、秋山議員が気になったのは、第6条だ。

〈保護者の責務〉
第6条　保護者は、子どもをネット・ゲーム依存症から守る第一義的責任を有することを自覚しなければならない。
2　保護者は、乳幼児期において、子どもと向き合う時間を大切にし、子どもの安心感を守り、安定した愛着を育むとともに、学校等と連携して、子どもがネット・ゲーム依存症にならないよう努めなければならない。

秋山議員がひきこもりや不登校の子どもを持つ保護者らに条例の素案について話を聞くと、「これでは当事者の親としては辛すぎる」「条例で決まっているのに守れないから学校に来られないんだと言われるようになる」という意見があった。最も支援の手が求められる家庭や保護者に対して一番の責務を課し、自己責任を押し付けることは、本当に必要な人から支援が遠ざかることになる。また、両親が教師だという大学生は「条例にこう書かれると、幼少期にあまり親から面倒を見てもらえなかった自分が『ダメな人間』だと感じる」と打ち明けた。

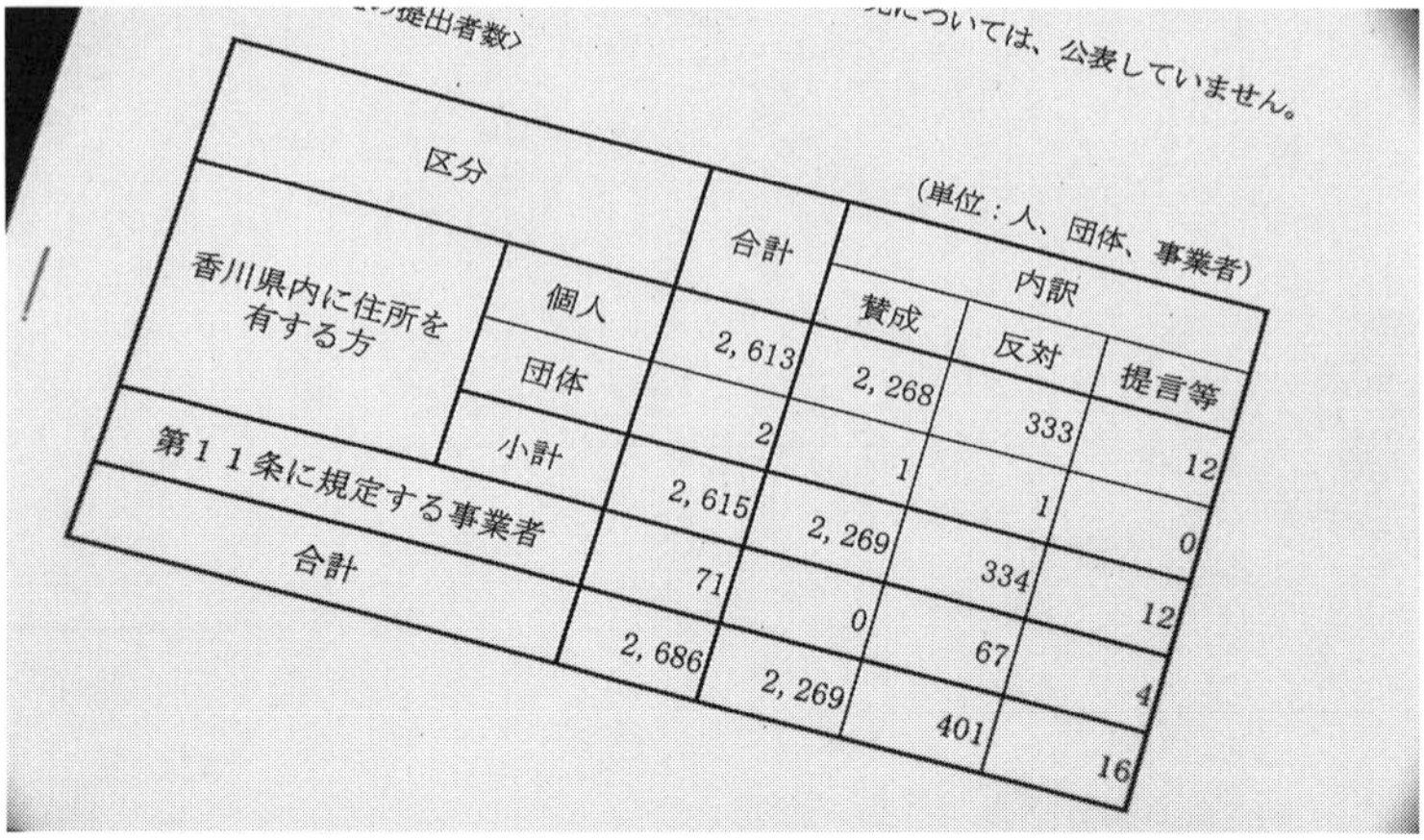
…の提出者数>

…見については、公表していません。

（単位：人、団体、事業者）

区分		合計	内訳		
			賛成	反対	提言等
香川県内に住所を有する方	個人	2,613	2,268	333	12
	団体	2	1	1	0
	小計	2,615	2,269	334	12
第１１条に規定する事業者		71	0	67	4
合計		2,686	2,269	401	16

香川県議会事務局が作成したパブコメの概要版の表紙より

「条例の検討を進めていく段階では表立って反対する内容じゃなかった。ただ、素案で具体的な文言が出てきて、多くの皆さんから意見をいただいて、これは踏みとどまって考えなければいけないと、最終盤になって立場がはっきりしました」

パブコメの募集が締め切られてから約5週間後の3月12日、第7回の条例検討員会が開かれた。秋山議員は届いた意見を速やかに明らかにするよう議会事務局に求めてきたが、「意見の量が多く、時間がかかっている」などと拒まれ、この日を迎えていた。

委員会では、委員と報道陣に「香川県ネット・ゲーム依存症対策条例（仮称）（素案）について提出されたご意見とそれに対する考え方（案）」と題した全81ページのパブコメの概要版の冊子が配られた。その表紙には「ご意見の提出者数」という表が載せられていた。意見は、香川県内に住所を有する個人2613人と2団体、第11条に規定する事業者71者から寄せられた。合計２６８６。そして、表ではその「内訳」として、「賛成」「反対」、そのどちらにも当てはまらない「提言等」の３つに意見が振り分けられていた。賛成は２２６９。そもそもパブコメは住民投票と違って「賛否」を問うものではない。意見募集の要項も「回答様式は任意」としていて、賛成か反対かを明示することも求められていなかったが、議会事務局の職員が内容を読んで振り分け、集計したのだという。意見の中には「この部分は賛成だが、ここはもっとこうしたほうがいい」というものもあるはずで、賛成、反対ときれいに分けられないのでは？　という疑問もわく。だが、表紙に掲載された表のインパクトは大きく、報道内容も「８割以上が賛成」という見出しを付けるなどこれに引っ張られてしまったことは序章で記した通りだ。

寄せられた意見は、要約・集約して示された。総数の８割以上とされた賛成意見の概要は１ページにまとめられた一方、反対意見は、回答にあたる「議会の考え方」も含めて75ページ、提言等は３ページだった。

賛成意見の概要は、18の意見に集約されているが、ほぼ全てが第18条の「時間制限」に賛同する内容だった。「子どもがゲームをやめられず困っている」「時間による制限がないと際限なくやってしまう」というものから「行政が規制を設けてくれれば、堂々と『香川県の子どもはだめという決まりがある』ということができる」「基準を示すことで子どもへの指導がしやすくなる」といったものまであった。

一方、反対意見の概要は、前文、第１条から第20条までと附則、その他手続き関係まで多岐にわたっている。まず条例の素案の「前文」、インターネットやコンピュータゲームの過剰な利用は、子どもの学力や体力の低下のみならずひきこもりや睡眠障害、視力障害などの身体的な問題まで引き起こすことなどが指摘されており、世界保健機関において「ゲーム障害」が正式に疾病と認定されたように、今や、国内外で大きな社会問題となっている。

については、

- ゲーム障害は、WHOにおいて定義されたばかりで、具体的な症例が発生しておらず、予防法や治療法も確立されていない。
- 解明されていない部分が多い依存症の対策について条例を制定することは時期尚早。
- 全体的に観念的・恣意的な案であり、検証不足である。いたずらに県民の不安をあおるような内容となっており、条例の前文にふさわしくない。

といった「根拠が不明、慎重な対応が必要」というものから、

- ゲームの有用性を評価していない。良い面、悪い面を徹底的に討論したのか。
- ゲームは友達や家族とのつながりを作り、世界中の人ともつながることができるコミュニケー

ションツールであり、子どもの活動の範囲を広げるのにも有効なものである。

という、「ゲームの有用性」に関するもの。さらに、「学力や体力の低下」「ひきこもりなどを引き起こす」という表現について、

- ゲーム依存は家庭や学校などでの問題に起因する逃避の「結果」であり、「原因」ではない。そのような状態に陥った者からゲームを取り上げたところで解決しない。

などと、「因果関係が明確ではない」とか「科学的根拠を示せ」といった意見が多く寄せられた。

また、〈保護者の責務〉を定めた第6条については、

- 子どものゲーム依存に苦しむ親を一層追い込むことになるため、保護者に第一義的責任を負わせるべきではない。
- 保護者の子育て態度によってネット・ゲーム依存症になると受け取られかねない。ゲームをやる時間が長い子どもほど、愛情を与えられなかったとでも言うのか。
- 家庭のルールを第三者に一方的に決められ、家庭教育における主体性を侵害するものである。

という批判的な意見が相次いだ。

さらに、第11条では〈事業者の役割〉として、「県民のネット・ゲーム依存症の予防等に配慮する」ことや「県又は市町が実施する県民のネット・ゲーム依存症対策への協力」「性的感情の刺激や粗暴性の助長、課金システム等により依存症を進行させるおそれがあるものについて自主的な規制に努める」ことなどを求めている。

この規定については、

- 「条例はその自治体内において効力を有する」とする地方自治法の「属地主義」の原則に反するのではないか。
- 事業者の経済的自由を侵害、事業活動の妨害になるのではないか。
- 香川県のみサービスの対象から除外するなど、今後、県民の方にとっても非常に不利な状況に陥る懸念がある。

などの意見があった。

これについて議会側は「事業者の役割については、具体的な規制を行おうとする意図はなく、自主的な取り組みを求めるものである」とし、条例の属地主義に反するものではなく、事業者の経済活動の自由の侵害や、本県の経済発展を阻害しようとするものではない、と回答している。

全ての条項の中で最多となる18ページにわたって様々な意見が掲載されたのが〈子どものスマートフォン使用等の制限〉について定めた第18条だ。

60分や90分といった利用時間の基準について、科学的、医学的根拠や効果があるのかという疑問や、子どもの学習・教育の機会を奪ったり、eスポーツの発展を妨げたりする懸念、さらに、憲法や子どもの権利条約などに反するという指摘も寄せられた。

議会側は、回答にあたる「考え方」として「使用時間については、子どものスマートフォン等の使用に関するルールづくりの基準として示したもの」「インターネットやゲーム全てを否定したものではない」と繰り返し、「憲法の理念や法令上の規定に反したものではないと考えています」とした。

第7回検討委員会では、このパブコメの概要について議会事務局の職員が約30分かけて説明した後、非公開で討議が行われた。この中で、素案をさらに一部修正した「最終案」が賛成多数で可決され、18日の県議会本会議で議員提案することが決まった。

修正されたのは、第18条。「〈子どものスマートフォン使用等の**制限**〉」としていた見出しを「〈子どものスマートフォン使用等の**家庭におけるルールづくり**〉」に。また、スマホ等の使用について「(家族との連絡及び学習に必要な検索等を除く。)」と、但し書きを追加。さらに、ゲームの1日当たりの利用時間や、スマホの使用終了時刻については、素案の「**基準**」から「**目安**」に文言を変更した。いずれも「誤解を招かないよう、より分かりやすい表現にすべき」という委員からの提案を受けたものだ。「目安」は、「おおよその基準」を意味し、より緩やかな語感にすることで「規制」のイメージを払拭する狙いだという。

ただ、パブコメでは前文から附則まで、条文それぞれに様々な角度から意見が出されていたものの、第18条以外は修正されなかった。委員会終了後に会見を開いた大山委員長は「反対意見のほとんどが条例の内容をよくご理解していただけなかったところもあった。ただ、素案自体の内容が反対の方の意見を反映していないということではない」と述べた。パブコメで寄せられた意見を無視したというわけではなく、あくまでも「誤解」である、という。

記者会見では、パブコメについての質問が相次いだ。

——賛成意見が8割以上と、反対よりも圧倒的に多かった点はどう受け止めているか。

「例えばPTAの皆さん、親御さん、祖父母の皆さま。家庭の中で子どもが相当ゲーム、ネットを使用する時間が多いと考えられている方が多くて、それに対して家族がある程度制御できることをお願いしたいという要望が現場では多々ありましたので、危機感を持っている親御さん等が多くおいでだったのかなということを認識した次第です」

——全国的に話題になって、どちらかと言えば識者からは否定的な意見が多かったと思うが、パブリックコメントはほぼ真逆の結果が出た。

「これは香川県民の皆さま方のパブリックコメントでございますので。現場を見ておる、子どもたちの状況を一番見ておいでになる親御さん、家族の皆さま方の意見が反映されたのでないかなと考えております」

——県広聴広報課に確認したら、これまでのパブリックコメントで一番多かった意見の数が147。

今回の意見の多さについては？

「われわれも少し驚いておるところではございます。新聞の中でパブリックコメントを呼び掛ける紙面も見掛けましたけれど、ネットでもそういう呼び掛け、また、全国ニュースでも取り上げられたということで、このような多さになったのかなと」

――マスコミとかネットが呼び掛けた結果であって、県議たちが働き掛けて、ということはなかった？

「それはもう、ほぼなかった」

――ほぼ？

「ほぼというか、ないと思います」

子どものネットやゲームの利用時間の多さに悩んでいたり、危機感を感じたりしている保護者の多さが、パブコメの賛成意見の数にも反映された。ネットを中心にした全国からの否定的、批判的な意見は、ネット・ゲーム依存の実態を分かっていない人たちによるものだ。大山委員長の記者会見での発言を要約するとこうなる。一方で、こうも述べている。

「パブリックコメントは、県民の多様なご意見を県政に反映する機会を確保しようとするものでありまして、賛否を問うものではありません」

「県民不在の秘密会議」

だが、その言葉とは裏腹に、条例検討委員会では「賛成意見の多さ」を理由に議論が打ち切られていたことが分かった。複数の委員への取材によると、報道陣が退室して非公開となった後の討議では「パブコメの概要版をこの場で受け取ったばかりで、内容を精査したい」「この場で意見をまとめるのは難しい」などと、より慎重な議論を求める声が上がった。しかし、「(パブコメで)賛成多数なのだから、もう採決してはどうか」と採決を促す発言があり、議論は20分ほどで打ち切られたという。

3月16日、県議会の2つの会派、自民党議員会と共産党議員団が条例検討委員会の大山委員長に対し、パブコメの結果の「詳細な内容」を早急に公開するよう申し入れた。申し入れ書では、2686の意見の8割以上を占める賛成意見は概要のみの記載となっており、量的にも反対意見の75ページに対し、1ページだけ。真偽は不明ながら「賛否の取りまとめを行った」とか「会社の上司から名前を貸してくれと言われた」などの情報もあり、県民に疑念を持たれたままで条例を制定することは避けなければならないなどとして、詳細な結果の検証と条例制定過程の透明性が必要だと訴えた。

条例検討委員会の委員を務めた自民党議員会の辻村修会長の下にも、条例案についてメールや手紙で意見が寄せられていたが、その100%が反対意見で、パブコメの8割以上が賛成という結果は「非常に信じがたい」と話す。そして、「仮に賛成意見が8割を超えていたとしても、400以上の反対意見が寄せられたこと自体が前代未聞であり、もっと精査すべきだ」と委員会の場で主張したが、聞き入れられず、共産党議員団とともに今回の申し入れに動いたという。自民党系と共産党系の会派が共同でアクションを起こすのは珍しい。

ここで、香川県議会の会派構成について触れておく。16年、定数41の県議会で28人と過半数を占めていた最大会派「自民党議員会」が議長人事などを巡って分裂した。11人が会派を離脱して1人会派だった県政会と合流し「香川県政会」が誕生。その後、香川県政会が最大会派となり、19年4月に議長に就任した大山議員を中心に、ネット・ゲーム依存症対策条例の制定を推進してきた。20年3月12日時点での会派別の人数を見ると、自民党香川県政会が20人（議長、副議長を含む）、16年に社民党・県民連合と民進党会派が合流してできた「リベラル香川」が9人、そして、自民党議員会8人、公明党議員会2人、共産党議員団2人となっていた。

3月17日には、リベラル香川も同様にパブコメの詳細な結果の公開を申し入れた。これに対し、大山委員長は「18日午後1時から19日午後5時の間、条例検討委員会の委員に限り、パブコメの意見を開示する」と文書で回答した。条例案を議員発議して採決を行うのは、18日午前10時からの本会議。3つの会派は採決の前にパブコメの詳細を公表するよう求めたが、「提出された意見には氏名・住所など多くの個人情報が含まれていて、議会事務局が黒塗りにする作業が間に合わない」という理由で、公開は採決の後となった。

自民党議員会の辻村会長は、大山委員長からの回答を強い口調で批判した。

「いろんな疑念がある中で、本会議での審議以前に公開していただけないというのは、憤りを感じます。不都合なことを隠す意図があるかどうか分からないですけど、そういうことを疑わざるを得ないですね」

そして迎えた3月18日、2月定例議会の最終日。20年度の一般会計当初予算案など、県当局が提案した44の議案を原案通り可決・同意した後、議員発議の議案の審議に移った。発議案第1号が「香川県ネット・ゲーム依存症対策条例案」。提出者を代表して、自民党香川県政会の氏家孝志議員が提案理由を説明した。氏家議員は、議案の提出に至った背景と経緯について条例案の前文を読み上げるとともに、前年3月に議員連盟、9月に検討委員会を立ち上げ、1年間をかけて議論を重ねてきた結果、条例案を取りまとめたことを説明。ネット上での批判についても釈明した。

「条例で示された平日60分の利用時間等は目安であり、使用時間を制限したり規制したりするものではなく、家庭で決めたルールを保護者が子どもに遵守させていただくよう努めていただきたいと考えております。今回の条例の目的は、あくまでも依存症対策であり、スマートフォンやインターネットゲームの利用そのものを否定するものではなく、例えば、将来プログラマーなどを目指す子どもたちを否定するものでも全くありません」

この議案について3人の議員が討論を行った。

賛成の立場で討論したのは、自民党香川県政会の佐伯明浩議員だ。約2700という過去に例を見ない意見が寄せられたパブコメについて触れた。

「本来、パブリックコメントは県民の意見を広く聞くためのものであり、賛否を問うものではなく、賛成の意見が多かったために現在の案にしたものではありません」

そして、パブコメで多かった「時間規制ではないか」との意見については、最終案では、「制限」を「家庭におけるルールづくり」に修正するなど、「県民にとって分かりやすく具体的に理解をいただけるような内容づくりに努めている」とした。

一方、パブコメの「詳細」を開示するよう大山委員長に申し入れを行った自民党議員会からは香川芳文議員、共産党議員団からは秋山議員が、それぞれ反対の立場で討論に立った。香川議員は、条例案について医療や教育などの専門家の意見は賛否が分かれている上、パブコメに寄せられた多くの意見については「ほとんど検討が行われていないというのが実態ではないか」と指摘した。そして、拙速な判断を行うのではなく、引き続き慎重な審議が必要であるという立場から発議案に「反対する」と表明した。

「何も条例制定を急ぐのではなく、解決すべき課題をさらに議論し、ネット・ゲーム依存症のよりよい対策を考え、適切な内容にしていく必要があります。ネット・ゲーム依存症の対策は避けて通れない問題であり、様々な観点から取り組まなければならないものであることから、効果的な素晴らしい条例を作るためには、さらに検討を深めていく必要があると考えます」

共産党議員団の秋山議員は、この条例案は「中身と決め方、両面で問題がある」と述べた。中身については「最も支援の手を求めている家庭・保護者に対し、第一義的責任を押しつけている」「ゲームの利用時間を明記し遵守させようとすることは、家庭や個人の領域にあまりにも踏み込んだもの」などと指摘。そして、決め方についてもこう批判した。

「非公開、議事録がないなど『県民不在の秘密会議』とまで批判されています。また、全国からも注目され、個人、団体、事業者、専門家からもたくさんの不安や懸念の声が日増しに広がっているのが現状です」

採決に加わらない議長を除く40人の議員のうち、自民党議員会の8人と、共産党議員団の2人は事前に「反対」を表明。そこで注目を集めたのが、9人の議員を抱えていたリベラル香川の動向だった。もし反対に回れば、最大会派の自民党香川県政会の19人と並ぶ。そんな中、採決2日前の3月16日、リベラル香川に所属していた松岡里佳議員が会派から退会し、無所属で活動することを発表した。8人となったリベラル香川の議員たちは18日の本会議で条例案の採決の直前に議場から退出し、採決には加わらなかった。

結局、自民党香川県政会19人、公明党議員会2人、無所属1人のあわせて22人が起立して、条例案に賛成の意思を示した。

「起立多数。よって本発議案は、原案の通り可決いたしました」

新聞記者たちのカメラのシャッター音とともに、大山議長の低い声が議場に響いた。

賛成でも反対でもなく、「退席」を選んだリベラル香川。三野康祐会長は取材に対し「苦渋の決断だった」と語った。条例案については会派内でも賛成と反対の意見があったものの「積極的に議論しながら、よりよい条例にしようと努力してきた」とした上で、採決の前にパブコメの詳細が開示されなかったことを問題視したという。

「(パブコメに)いろんな疑念があるわけですから、疑念を払うように努力していただき、それが問題ないのであれば、われわれも賛成したんじゃないかと思う。内容ではなく、進め方に問題がある。議会運営上、このままでは採決に応じられないということで、退席させていただきました」

こうして、全国で初めてとなる「ネット・ゲーム依存症対策条例」は成立し、4月1日から施行されることになった。香川県議会で全41議員からなる超党派の議員連盟が設立されてから約1年。議連での勉強会、そして7回にわたる条例検討委員会の会合を経て、議員発議された条例案だが、過半数をわずかに上回る賛成での可決となった。これまで県議会の議員提案条例は「全会一致」が通例だった。本会議終了後に取材に応じた大山委員長は、採決の結果について「それぞれの議員の方の考え、会派の考えがあると思っていますので、特に私のほうでコメントすることはありません」と述べた。反対討論では、拙速な判断をせず慎重な審議を求める声も上がったが、「議連と条例検討委員会で1年間、十分に議論を行ってきて、条例案の中身や進め方について特に問題があるとは思っていない」と繰り返し、「なぜ2月議会での成立にこだわったのか?」という記者からの質問に対しては「われわれは最初からそのつもりで動いていた」とだけ答えた。そして、「全国初」の条例制定の意義を強調した。

「本来は依存症対策でありますので、アルコール依存、ギャンブル依存、覚醒剤の依存等々と同じく、国がやるべきことだと思ってますけれども、われわれのきょうの可決を経て、いろいろなところでそういうことが話題になり、議論をしていただくことになればいいなというふうに思っております」

第2章

条例制定過程を検証する

口外禁止の誓約書

「ご覧になりましたか？」

「見てない」

「無理。見るのやめた」

香川県議会棟の2階。議会運営委員会室から出てきた議員たちが、足早に議員控室に戻っていく。

2020年3月18日、午前中の香川県議会の本会議で条例案が賛成多数で可決、成立。午後1時から、採決前に公開されなかったパブリックコメントの原本が検討委員会の委員に限って開示されることになっていた。「寄せられた2686の意見のうち、8割以上が賛成」とされたパブコメ。公表された「概要版」ではわずか1ページにまとめられていた2000を超える賛成意見はどんなものなのか。閲覧後に議員から聞き取ろうと報道陣が部屋の外で待ち構えていると、入室からわずか1、2分で議員が出てきた。

採決時には退席したリベラル香川の高田良徳議員、そして採決前に原本が公開されないことに対する不満を語っていた自民党議員会会長の辻村修議員も言葉少なだ。共産党の秋山時貞議員もいつになく歯切れが悪い。

「ちょっと相談せないかんことができたんで、いったん控室に戻ります。ちょっとびっくりです。今の時点で私、あんまり言えないんですけど、公開をする意思が県議会としてどうなんだと……」

やや遅れてやってきたリベラル香川の竹本敏信議員は、委員会室の中にいた香川県議会事務局の職員から「誓約書」に署名するよう求められたことを明かした。

「情報を漏らしたら、見た人みんなの連帯責任になるという書面に、署名せえと。私は議員個人として責任をとるのはいつでもとりますよ。でも、他の人までに責任を負わすような連帯責任はできない！　って言うて、怒って帰ってきた」

意見の開示方法について事前に知らせる大山一郎委員長名の文書には「意見提出者の氏名・住所等は非開示とし、閲覧した議員には守秘義務が生じる」旨の但し書きがあった。当日、開示場所の委員会室で議員たちに示された「誓約書」には、これに加え、写真撮影や動画撮影、記載内容の転記、口外等は控えるよう書かれ、「万が一、情報漏えいが確認された場合には、閲覧者全員の連帯責任となります」として、閲覧前に署名を求められたというのだ。竹本議員以外も同様に「連帯責任」を求める誓約書に反発し、閲覧せずに出てきていた。

議会事務局によると、誓約書は大山委員長の指示だという。パブコメの原本は、意見を送った人の氏名や住所などが見えないように「黒塗り」をするのに時間がかかったという理由で本会議の採決前に開示されなかった。その上、撮影や転記、口外まで禁じたのは「短時間で準備を進めたこともあり、意見の中に個人情報が含まれている可能性があるため」だと説明しているが、条例が成立してもなお、原本を見せたくないのではないかと疑ってしまうような対応だ。

情報公開請求の開示を待つしかないか……と思っていた矢先、3月27日付の朝日新聞・香川県版に、竹本議員の写真とともに、

「『賛成』の7割　同じ書式　詳しい理由・意見はなし　パブコメ原本閲覧　竹本県議」

という見出しの記事が掲載された。「口外すると委員の連帯責任になる」という誓約書に憤っていた竹本議員だが、その後、原本を閲覧し、朝日新聞の記者にその内容を語っていたのだ。誓約書に反発して引き返した議員たちが、その後、閲覧したかどうかを確認するのを怠っていた。「あぁ、やられた……」と思いつつ、すぐに竹本議員に連絡し、その日の午後、インタビュー取材を行った。

委員たちにパブコメ原本の閲覧日時として指定されたのは、条例案の採決後の18日午後1時から翌19日の午後5時まで。竹本議員は、期限ぎりぎりの19日午後4時ごろ、閲覧場所である委員会室を再び訪れた。議会事務局の職員に問うと、公開を申し入れていた3会派の委員でその時間までに閲覧した議員は誰もいないという。自分しか閲覧しないのであれば、「連帯責任」で他の議員に迷惑をかけることはない。誓約書に署名をした。

パブコメの原本は、議会事務局の職員によって「賛成」と「反対」に分けてファイルに綴じられていた。まず見たのは反対意見のファイルだ。

「理路整然とコメントを書いてますから、よく勉強してるな、よく調べてるなという感じで見ました。それから賛成のほうのファイルを見ると、理由はなくて、ただ、『賛成です』『賛同します』とかいう文言がずらっと並んでました。その意見を見ながら、思わず独り言で、『これも一緒、これも一緒、これも一緒やないか』と言いました」

竹本議員の感覚では賛成意見の7割くらいが同じ様式で、文字はいずれもパソコンを使って入力されたものだったという。

「誰かが働き掛けて、名前を貸してくれとか、そういうことが考えられるわな。証拠がないんで分かりませんけど。賛成が多いほうがこの条例を成立させやすいということで、何かの力が働いたんじゃないか」

パブコメの「概要版」が示された3月12日の条例検討委員会。竹本議員らは「当日に見せられて『はい、意見を言ってくれ』というのはおかしい」と述べたが、賛成意見の多さを理由に議論の切り上げが提案された。「今回は少し急ぎすぎている」と感じたという。

条例検討委員会では、2月定例議会での議員提案、4月に施行というスケジュールが初会合の時から示されていた。竹本議員はこの日程には「議長任期」も影響したと見ている。香川県議会では慣例として議長、副議長の任期は1年間で、毎年4月末か5月頭に開かれる臨時議会で交代している。

「自分の議長の任期中に1つは議会（員）提案の条例を作りたい。これはどの議長も思っていると思います」

もし、条例案がまとまらず、2月議会中の提案が間に合わなければ、次の定例議会は6月となる。条例検討委員会の委員長も務めていた大山議長が、自分の任期中に条例を成立させようと思えば、2月議会での提案、採決が「デッドライン」だ。

あくまでも推測、と前置きしながらも自らの見解を語った竹本議員。パブコメの原本を閲覧する際、「口外禁止」の誓約書に署名したのに、取材に応じてくれたのはなぜなのか。

「個人情報があるから口外してはいけないということだったが、私がいま話してるのは、個人情報は一切言ってませんし。おかしいものはおかしい。議会のありようとしてオープンにして、誰が考えても正しいやり方だなと言われるような県議会にしないといけない」

異例の多さだったパブコメの賛成意見の大半が「同じ書式」だった。原本を閲覧した竹本議員の証言には、「驚き」というよりは「やはりそうだったか」と感じた。だが、情報公開請求によって入手した原本を自らの目で見た際、一番強く沸き起こった感情は、やはり「驚き」だった。

「ご意見箱」はなぜ使われた

会議室の机の上に並べたA4用紙4186枚。4月13日午後、情報公開請求で開示されたパブコメの原本について、その日の夕方のニュース番組とウェブニュースで「第一報」を流すと、予想を上回る大きな反響があった。条例案の可決、成立から1カ月近く経っていたが、条例そのもの、そして

「賛成が8割以上」というパブコメの結果に違和感を覚えていた人が多かった表れだろう。議会事務局で写しを受け取ってから放送まで3時間ほどしかなく、当日報じたのは「賛成意見に同じような表現が多い」という、あくまでも「さわり」だけ。放送後、さっそく詳細な分析を開始した。

「賛成します」「賛同します」などだけの短文のものを除くと、やはり目につくのが、それぞれ120件以上あった「特徴的な言い回し」だ。多い順に「皆の意識が高まればいい」「条例通過により、明るい未来を期待して」「ネット、ゲームが子供達に与える影響様々ですので」「判断の乏しい大人を生み出さない為に」の4パターンだ。紙をめくるたびに「またた」「あ、また出てきた」と次々に出くわす同じ表現に否応なく注目させられたが、同じなのは「言い回し」だけではなかった。メールの件名はいずれも「ご意見・お問い合わせページからの投稿」となっている。これらは香川県議会のホームページにある問い合わせフォーム「ご意見箱」から投稿されたものだった。このフォームに書き込んだ意見が、議会事務局宛てに「メール」として届く仕組みだ。その数、実に賛成意見の8割以上にあたる約1900件。

不可解なのは、今回のパブコメの募集要項では意見の提出方法を「郵送、持参、ファックス、電子メール」としていて、この「ご意見箱」は案内していない点だ。にもかかわらず、大量の意見がここから送られたのはなぜだろうか。議会事務局は、「理由は分からない」としながらも、電子メールと同じものとして扱った。ちなみに過去5年間のパブコメで、この「ご意見箱」からの投稿は1件もなかったという。

異例ずくめのパブコメの謎を解く鍵を握るのは、この「ご意見箱」かもしれない。そう思いながら、しばらく大量の紙とにらめっこした。「ご意見箱」は、県議会のホームページのトップ画面左側のメニューバーの中に「議長あいさつ」「議員名簿」「会議録の閲覧・検索」などとともに上から9番目にあった。私は議会日程や代表質問の内容などを調べるため頻繁にこのホームページを訪れていたが、今回この投稿と出くわすまでその存在を意識したことはなかった。仮に、何者かが意図的に賛成意見の〝水増し〟を図ったのだとすると、わざわざ「ご意見箱」を使ったのには理由があるはずだ。

その答えになかなかたどり着けないまま、何気なく通常のメールで送られた意見と見比べていると き、はたと気づいた。メールの「差出人」の欄が違う。メールの意見は、差出人欄は全て黒塗り。個人情報であるメールアドレスを議会事務局の職員が見えないように隠したものだ。一方、「ご意見箱」のほうは、全て「香川県　ご意見・お問い合わせページ」とされる県のメールアドレスが記載されていた。問い合わせフォームのシステム上、投稿された意見や問い合わせはこの共通アドレスから担当課に転送されるからだ。

つまり、本来の提出方法であるメールを使った場合は差出人のメールアドレスが議会事務局側に伝わり、同じアドレスから何十通もの送信があれば明らかに不審だが、「ご意見箱」の場合は自分のアドレスを記入する必要がなく、同じ人が氏名や住所を変えて複数の意見を送っても分からないのだ。

それだけではなかった。4月18日、朝日新聞デジタルにこんな記事が載った。

「ゲーム条例『賛成』何度でもＯＫ　ご意見箱、使ってみた」

記事では、「賛成意見のほとんどの送信に使われた県議会ホームページの『ご意見箱』が、意見を簡単に連続投稿できることがわかった」として、高松総局の記者が事前に議会事務局に連絡した上で、「ご意見箱」に意見を投稿する実験を行っていた。ウェブ版ならではで、連続投稿する際のパソコン画面を撮影した動画も掲載していた。

朝日新聞は、20年1月に条例の素案が公表されて以降、「『ゲーム条例』を考える」というワッペンを付け、この条例案について多角的に報じてきた。条例の制定後も、パブコメ原本を閲覧した竹本議員の証言をスクープ。情報公開請求でわれわれと同じ4月13日に原本を入手し、翌14日付の朝刊で記事を掲載していた。そして、今回の記事。私も「ご意見箱」が使われた理由について考察していたが、実際に投稿してみようという発想には至っておらず、完全に一歩先を行かれた形だ。普段なら、自社が報じていないネタを他社に書かれ、いわゆる「後追い」をするというのはあまり気乗りしない作業だが、同じ問題意識を持ってパブコメの不自然さを検証している存在はとても頼もしい。私も「ご意見箱」からの「連続投稿」の実験をやってみた。

一番のポイントは、ブラウザの「戻る」ボタンの操作だった。事前に議会事務局に実験することを連絡し、まずは投稿フォーム（①）を開いて、氏名、住所、年齢、そして「ご意見・ご感想」の欄に「テスト送信させていただきます」と入力し、確認画面（②）に進む。そして、「内容を送信する」をクリックすると、「ご意見・お問い合わせのメッセージを送信しました」という完了画面（③）に移る。これでまず1件の意見投稿完了だ。

ここで、ブラウザの「戻る」ボタンを押すと、1つ前の確認画面（②）に。さらにもう一度「戻る」を押すと、最初の投稿フォーム（①）に戻り、先ほど入力した内容がそのまま残っているのだ。最近のウェブアンケートでは、ブラウザの「戻る」ボタンを押すと「エラー」になる場合が多いが、この「ご意見箱」ではそうならず、①の画面でそのまま入力がやり直せる。実験では、氏名と年齢だけ私の名前からカメラマンの名前に書き換えて、確認画面（②）へ行き、送信ボタンをクリックすると、再び送信完了の画面（③）に。①→②→③の手順で意見1件を送信した後、「戻る」を2回押して（③→②→①）、氏名や住所だけを書き換え、再び①→②→③と進めば、2件目が送信できる、というわけだ。

議会事務局を訪れて、私の「テスト送信させていただきます」という投稿2件が届いていることを確認し、印刷してもらった。送信時刻は午前11時14分と16分。2分間で2件の意見を送ることができていた。私の場合はカメラの前で仕組みについてリポートしながらの投稿だったので、黙々とやれば、1分以内でも「連続投稿」はできそうだ。

「依存層」と「ご感て想」

この仕組みが分かったことで、もう一つの「疑問」も解消された。それが賛成意見に多く見られた「同じ誤字」についてだ。「ご意見箱」から投稿された賛成意見、約1900件の中には、件名の「依存症」が「依存層」、「ネットゲーム」が「ゲットゲーム」となっているものや、「条例ににについて」と、「に」が余分に重なっているものなど、同じ誤字が複数見られた。

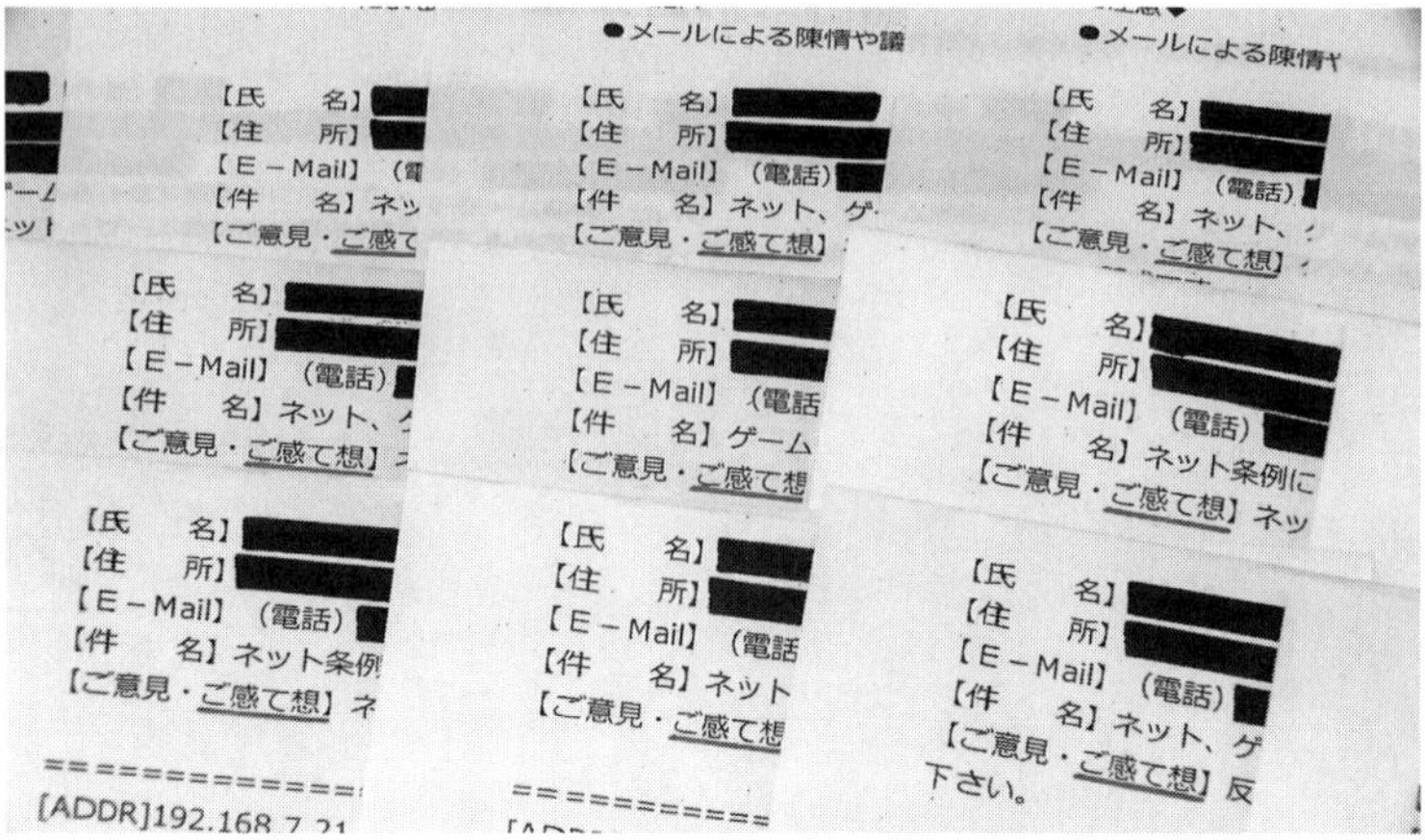

賛成意見に不自然なほど多く見られた「同じ誤字」。写真は「ご意見・ご感て想」

このうち、件名が「ネット・ゲーム依存層対策条例について」となっているものは17件。「依存層」を打ち間違えたものだと思われるが、2、3件ならともかく、17件という多さ。そして、意見欄には全て「条例が通る事により、皆の意識が高まればいい」という表現が含まれていた。

また、もともとの入力フォームにある「ご意見・ご感想」のところが「ご意見・ご感て想」となっているものも24件あった。「依存層」はありがちな誤字だが、この「ご感て想」が次々と見つかったときには「なんじゃこりゃ？」と苦笑せずにはいられなかった。考えられるのは「ご感想」の「感」と「想」の間に入力カーソルがあるときに「て」を打って混入したケースだが、そんなミスをたまたま20人以上がしてしまうことなど極めて考えにくい。

同じ誤字は「件名」に多く現れていたが、「ご意見箱」の連続投稿実験によって、その理由も見えてきた。ブラウザの「戻る」を使って次々に送信を繰り返す場合、全ての項目を一から入力する必要はなく、氏名や住所だけを書き換えれば、手早く「2人分の意見」ができあがる。この際、「件名」や「ご意見・ご感想」のような入力フォームのひな型に誤字が発生したのに気づかず、複数の意見を送信してしまったのではないか。実際、「ご感て想」の投稿があったのは2月1日土曜日の19時13分から19時40分までの30分足らずの間のみ。状況証拠的に、同一のパソコンから、ほぼ1分に1件のペースで連続して送られたと見られる。

この「ご感て想」の投稿内容を分析すると、さらに新たなことが分かった。先に述べたように、「ご意見箱」から投稿された賛成意見には「皆の意識が高まればいい」「明るい未来を期待して」「子供達に与える影響様々ですので」「判断の乏しい大人を生み出さない為に」という4つの特徴的な表現がそれぞれ120件以上あった。件名が「依存層」になっている投稿は全て「皆の意識が高まればいい」という意見だったが、「ご感て想」の投稿には、この4パターンが網羅されているのだ。これは少し意外だった。「皆の意識」と「明るい未来」を投稿したのは別の人またはグループで、少なくとも4人ないし4つの別のグループがそれぞれまとめて投稿した疑いを抱いていたからだ。

「ご感て想」の投稿内容を送信時間順に並べてみると、

19：19　明るい未来を期待して
19：20　子供達に与える影響様々ですので
19：21　判断の乏しい大人を生み出さない為に
19：22　ゲーム依存対策に賛成します

19：22　ネット条例に賛成します
19：23　ネット・ゲーム依存症対策条例に賛成します
19：24　皆の意識が高まればいい
19：25　ネットゲーム依存条例に賛成します
19：26　明るい未来を期待して
19：27　子供達に与える影響様々ですので

主要4パターンに加え、「○○に賛成します」（○○は少しずつ異なる）という意見がランダムに登場する。住所や氏名だけではなく意見の内容も毎回変えることで、同じ人間が連続して投稿していることを隠そうとしているようにも思える。

初めてパブコメの原本を見た際に感じた不可解さや疑問が検証取材によって少しずつ理解できるようになってきた。そんな中、強力な「助っ人」が現れた。

情報法制に関する研究と政策提言を目的とした産学連携の研究組織「一般財団法人 情報法制研究所」が20年6月に予定していたシンポジウムで、香川県のネット・ゲーム依存症対策条例がテーマの1つになっているという情報が入ってきた。内容案内を見ると、「情報公開請求の結果――パブリック・コメントのテキスト分析から見えてくるものとは?」という演題が挙げられていた。「テキスト分析」とはどういうものかは分からなかったが、これまで自分たちで行ってきた検証とは違った角度から何らかのヒントが得られるかもしれない。シンポジウムの開催を待ちきれず、報告者の欄に名前があった斎藤長行さんに連絡を取った。

斎藤さんは情報法制研究所の上席研究員で、東京国際工科専門職大学の教授を務めている。子どもの安全安心なインターネットの利用について長年研究し、総務省の有識者検討会の委員として「青少年のインターネット・リテラシー指標」の策定にも携わった。そんな斎藤さんが、香川県のゲーム条例のパブコメに関心を持ったのは、私たちの報道をウェブニュースで見たことがきっかけだったという。

「画面では記者の山下さんが紙のパブリックコメントをもとに説明されていたんですけど、これをデータ化して、グラフにして可視化したほうが多くの方が納得いくのではないか、分かりやすいのではないか。そう思ったんです」

斎藤さんら情報法制研究所のチームは、香川県議会に情報公開請求をしてパブコメの原本の写しを入手し、ＯＣＲ（光学文字認識）機能で紙の文字を全て読み込んでデジタルデータ化した。そして、そのデータを「テキストマイニング」という手法で分析した。テキストデータを意味が通じる最小の単位、名詞や形容詞などの単語に区切り、その出現頻度や傾向を分析するというものだ。例えば「条例通過により、明るい未来を期待して賛成します」という文章であれば、「条例／通過／明るい／未来／期待／賛成」といった単語に分けられる。今回のパブコメでは約２７００の意見が寄せられていて、それらを全部読んで分類する作業はかなりの労力を要するし、読んでいる人の主観が入ってしまう可能性があるが、このテキストマイニングの手法だと、定量的に論じることができるという。

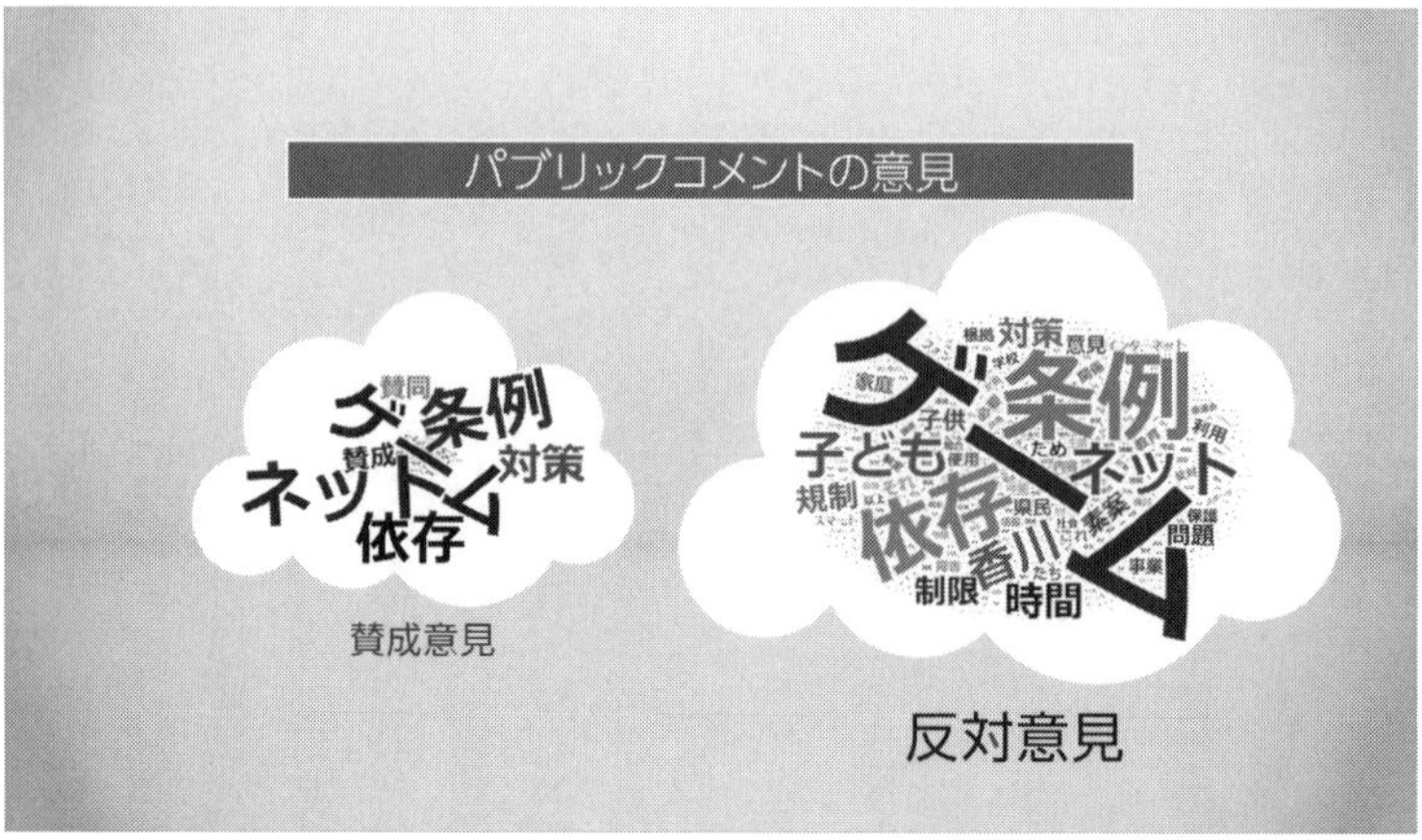

パブコメのテキストデータ分析の結果を視覚化した「ワードクラウド」

斎藤さんが分析したのは、賛成意見２３３１、反対意見３０６（斎藤さんの分析のもとになった数字と、議会事務局が示した意見の概要版での数字は異なっている）。まず、それぞれに使われている文字数を比べると、反対意見の１投稿当たりの平均が１４２３・６文字だったのに対し、賛成意見はわずか35・４文字。また、「ゲーム」や「依存」など何度も出てくる単語をそれぞれ１つとカウントする「異なり語数」で見ると、反対意見の９２８９に対し、賛成意見は１５３８。単語の出現頻度を大きさによって表現する「ワードクラウド」という手法で可視化すると、その違いは一目瞭然だ。

「反対意見はバラエティーに富んだ単語を使って述べられている。言い換えると、多様な考察がされていると思われる。一方で、賛成意見は違った単語が少ない。つまり、極めて限られた言葉で、単調な意見が述べられていることがここから推測できます」

斎藤さんは、メールや「ご意見箱」への投稿数の

「推移」にも注目し、送られた日ごとにグラフ化した。募集期間の1月23日から2月6日まで、反対意見は毎日コンスタントに送られ、締め切りの間際に駆け込みでやや増えていた。これに対し、賛成意見も前半は同じように推移していたが、2月1日の土曜日から3日月曜日にかけて急激にその数を増やす。投稿日時が確認できる賛成2255件のうち、2月1日が1086件、2日が143件、3日が517件。土日を挟んだこの3日間に全体の77・45%が集中していた。そして、「皆の意識が高まればいい」「明るい未来を期待して」などの似通った4パターンの表現や、「依存層」「ご感て想」といった同じ誤字もこの3日間だけで見られた。

「依存症を『依存層』と打ち間違える人が複数いたとしても、なぜこの3日間に集中するのかという説明はつかない。逆に言うと他の日にあったほうが、説明がつく」

さらに詳しく1時間ごとの推移を見ると、2月1日の土曜日は、朝8時台から投稿が始まり、ピークは午後6時台から10時台まで。最も多かった午後8時台には1時間に201件が送られていた。そして、日付が替わって2日の午前1時台まで続く。その一方……

「2月2日の朝8時とか10時とか、そういう時間に投稿があってもいいんですけど、ほとんどない」

——2日目、午前中は疲れちゃったのかな？　みたいにも見て取れますよね？

「そうですね。特定の個人が投稿しているのであれば、それは考えられますね」

パブコメの原本開示によって浮上した賛成意見の〝水増し〟疑惑。われわれは検証の結果、ごく少数の人、あるいはグループが「ご意見箱」を使って賛成意見を連続で投稿した疑いを指摘していたが、斎藤さんのテキスト分析によってその可能性がより分かりやすい形で可視化された。斎藤さんは、

「このパブリックコメント自体が異質なもの、通常は考えられないようなコメントが寄せられているというのを数値で表すことができた。組織的な動きは否定できず、信憑性があるパブコメとは言えないのではないか」と話した。

パブコメは何のために

香川県議会事務局は、意見に記載された氏名や住所が重複していた場合は1件とカウントしたものの、「住民投票のように賛否を問うものではなく、より多くの意見を条例に反映させるのが目的であるため、同じ内容の意見が多数あったとしてもそれらを排除するものではない」として、必要事項が記載されている意見は全て受け付けたという。また、意見の提出者が実在するかどうかは確認していない。

「仮に、いわゆる『組織票』のようなことが行われていたとして、それ自体が違法であるとか、手続きとして瑕疵《かし》があるとまでは言い難いと思います」

こう話すのは、地方自治を専門とする香川大学法学部の三野靖教授だ。

「パブリックコメント（意見公募手続）」は、国の行政機関が政令・省令といった命令などを制定するにあたって、事前にその案を示して広く国民から意見を募るもの。その意見を考慮することによって、行政運営の公正さの確保と透明性の向上を図るのが狙いだ。05年の行政手続法の改正で新設されたが、対象となるのは「国の行政機関が制定する命令など」で、香川県をはじめ地方公共団体では「要綱」に基づいて実施しているところが多い。要綱とは行政内部の事務の取り扱いなどの基準、指針を示したものだ。今回、県議会が行ったパブコメについて、三野教授は「法的な根拠がなく、いわば任意でやっているものだ」としながらも「形だけやって、自分たちに都合がいいように使っていると思われても仕方がない」と指摘する。

「県民が意見を述べて、それに対して行政が『あ、この意見は取り入れたほうがいいね』とか『これはちょっと勘違いだから、こういうふうにお答えしよう』とか、本来は応答性があるものなんですね。だから住民投票のように賛成か反対かを問うものでは本来ない」

パブコメが「賛否を問うものではない」ということは、条例検討委員会の大山委員長や議会事務局の担当職員が繰り返し述べている。ただその一方で、公表した概要版の表紙に「ご意見の提出者数」を賛成と反対に分けて掲載。検討委員会では「賛成が多いのだから」と採決を促す声が委員から上がり、マスコミ報道も「県民の8割以上賛成」を見出しとして大きく報じてしまったという経緯がある。

「住民投票のように『賛成ですか、反対ですか』ではなく、『この条例についての意見を聞かせてください』と募集している。例えば『ここの条文をこうしてほしい』『こういう視点を取り入れてほしい』という意見は、反対と言えるんですかね？　それは判断できかねますよね。それを議会事務局が勝手に○×をつけて集計すること自体がおかしい」

「反対」と分類された意見は、平均で約１４２０文字。最も多いものでは1万６０００字を使って、各条文の問題点や改善すべき点を指摘していた。議会事務局は「ご意見とそれに対する考え方」としてそれぞれに対する見解を付けて公表はしたものの、パブコメ後に修正されたのは、ゲームの1日当たりの利用時間などを「基準」から「目安」に変更するなど、ごく一部だ。三野教授は、「条例が県民から信頼されなくなる」と手厳しい。

「賛否の数が前面に出て、個別の意見が埋もれてしまっている。そして実際にほとんどの意見が取り入れられていない、ということになると、真摯にパブリックコメントを寄せた人に対する背信行為だろうと思いますね。結局自分たちは賛否の数のために使われたんだという無力感があって、結果的に条例に対する信用というのがなくなって、条例自体がそもそも意味のないものになってしまう」

香川県議会のパブコメについての疑問を報じ続けている私に、京都を拠点に活動する市民団体のメンバーから「話を聞かせてほしい」という連絡があった。パブリックコメント普及協会、通称「パブコメ普及協会」。恥ずかしながらその存在を知らなかったが、むしろこちらから取材をお願いしたいと、オンライン会議システムで話を聞き、後に京都市内でインタビュー撮影をした。われわれは香川県と岡山県に向けて地上波でニュースを放送しているほか、ネットでも記事と動画を配信している。そのウェブニュースを見たのをきっかけに、東京でパブコメのテキスト分析に取り組んだ斎藤さんの存在にも驚いたが、今度は京都の団体からの問い合わせ。この問題が全国から注目を集めていることを実感する。

パブコメ普及協会の前身は、09年に京都市基本計画策定の際に市長から委嘱を受けて設置された「未来の担い手若者会議U35」。そこで、パブコメ部隊として市民からの意見集めに取り組んだメンバーが中心となって11年に結成した。主に京都市が条例や計画についてのパブコメを行う際、イベント会場やショッピングモール、駅など、市民の生活に近い場所に市職員とともに出向いて計画などについて直接説明。その場で意見を書いてもらう「対話型のパブリックコメント」を推進している。協会によると、全国の自治体が行っているパブコメで寄せられる意見は年間平均20から30件なのに対し、京都市では1つの案件当たり500以上の意見を集める場合が多く大きな成果を出しているという。

また、全国のパブコメについての調査研究も行っていて、香川県のゲーム条例のパブコメは「極めて異例だ」と、代表の吉岡久恵さんは話す。

「賛成っていうのでまとめられたパブコメは見たことがないですね。『この案の中でここがいいと思う』っていう肯定意見はなくはないんですけど。ほとんどの人は賛成するためにわざわざパブコメを書いてメールやファックスで送る行為まではいかないんじゃないかと思いますね」

そして、香川県議会が寄せられた意見を「賛成と反対」に分類して公表し、賛成意見の多さを理由に検討委員会で十分な議論がされないまま採決されたと報じられたことについて、「パブコメは多数決だ」という誤解を招き、この前例によって「じゃあ、うちも」という動きにつながることへの強い懸念を示した。

吉岡さんによると、パブコメでは特定の団体などがいわゆる「組織票」のような形で意見の送付を呼び掛けることは珍しくないし、それ自体は違法なことではないが、「たくさん集めた意見でもたった1つの意見でも、ある意味同じ重さなのがこの制度の魅力」なのだという。

「反映されるときは1人の意見でも反映されるし、100人、200人の意見でも採用されないときはされない。今までなかった視点とかアイデア、『そっちの方向から考えてなかったから、もう一度政策を練り直さなきゃ』っていう鋭い意見があったときに、実施機関である行政とか議会が反応できるっていうのがパブコメ制度のすごく面白いところなんです」

パブコメ普及協会のメンバーが街に出向いて対話をしながら多くの人に意見を書いてもらうのも、見過ごされている小さな意見、多様な意見をすくい上げ、行政の計画などに反映してもらうためだ。香川県議会の条例制定過程では、本来向き合うべき多様な意見が大量の「賛成の組織票」によって見えなくなったのではないか。

「行政や議会が思い通りの条例や計画を作りたいと思ったときに、賛成意見が多いということを〝アリバイ〟のようにして、数の力で反対意見の人を抑え込むことはあってはならないと思います」

検証委設置の申し入れ

パブコメの原本を公開しないまま採決に踏み切った香川県議会の条例検討委員会。〝水増し〟された疑いが強い賛成意見の実態を、委員はどう受け止めるのだろうか。採決時に反対討論に立った共産党議員団の秋山議員に、われわれが入手した原本の写しを見てもらった。

賛成意見と反対意見を仕分けし、似たような書式のものを重ねて机の上に並べた会議室に入るなり、秋山議員は「はぁ〜」と深い息を吐いた。

「多いですね、やっぱりすごい量ですね……4200枚でしたっけ？　これだけのパブコメが集まっているというのは、ちょっと聞いたことがないので……」

最初に何が見たいかと問うと「反対意見」だという。県民とネット・ゲーム関連事業者からの計400件超の意見を議会事務局の職員が「反対意見」と分類したが、検討委員会の委員が目にしたのは要約されたものだけだった。

「いろんな視点で、いろんな意見がありますね。単にゲームが規制されるのがおかしいとか反射的に反応しているというよりは、いろんなことを考えて、研究論文を引用したり。こういうふうにしたらもっと受け入れられやすいんじゃないかとか、建設的な意見もありますね。それが反対意見の方のボリュームに表れてるんだろうな」

秋山議員は、リアクションを撮影するわれわれのカメラを気にする様子もなく、一枚一枚、じっくりと目を通していく。そして時折、書かれた内容を読み上げて、感想を口にした。要約された概要版には載せられていない、切実な「声」がそこにはあった。

お願いします。子どもの自由を奪っているということにどうか気づいてください。もう一度、考え直してはいただけないでしょうか。県民の意見に耳を傾けてください。

「条例を検討してきた委員として、こうした意見をしっかりと受け止めて、条例の是非も含めて議論を尽くして、皆さんの思いに応えるようなものを作っていかなきゃいけなかったと思いますね」

一方、賛成意見の大半は、めくってもめくっても同じような短い文。これを書いた人の姿は浮かび上がってこなかった。すでにわれわれの報道を見ていた秋山議員だったが、実物を目にし、その異様さに言葉を失っていた。ただ、「賛成」とされた意見の中にも、しっかりと文字数を費やして子どものゲームのやりすぎへの不安や一定のルール化への期待、親としての葛藤を述べたものはあった。

「多数派工作が指摘される中で、こういうまっすぐな思いというのも見えなくなってしまってますよね」

――もし、採決の前に、この原本が明らかになっていたとしたら、どうでしたか？

「普通は起こらんことが起きているなと思いますし、こういうものがその場で明らかになっていたとしたら、また違う議論というのはあったのかなと。条例について県民みんなで考えていく材料も時間も議会としてお示しできなかった。パブコメ自体が何だったんだろうとは思いますね」

情報公開請求でパブコメの原本が開示されてから2週間後の4月27日、報道に押される形で県議会の3会派が動いた。条例案に反対した自民党議員会と共産党議員団、それに、採決時に退席したリベラル香川が、大山議長に対して「申し入れ書」を合同で提出したのだ。ゲーム条例の制定過程における問題点を洗い出し説明責任を果たすため、議会に「検証委員会」を設置することを求める内容だ。

議長室での申し入れの様子や大山議長とのやり取りは撮影取材が認められず、申し入れ後に3会派の会長が記者会見に応じた。自民党議員会の辻村会長は、パブコメの原本の公開や十分な議論を求めたが聞き入れられずに条例案が採決されたことについて「非民主的だった」と批判。リベラル香川の高田会長も「会派としては修正案を提案しながらなんとかこの条例を成立させようという立場だったが、今回の制定過程は県民に不信を抱かせることになった」と、申し入れに加わった理由を述べた。

私は、検討委員会でパブコメの「賛否」の数字を前面に押し出した発表がなされたことについて質問した。

――「賛成が多い」ということが、採決や検討委員会での議論に影響を及ぼしたかどうかについて、どう感じられていますか？

「影響してるんじゃないですか」と、共産党議員団の樫昭二団長。

自民党議員会の辻村会長は、「強いて言えば、新聞報道でそれが見出しに躍ったことによって、県民のほとんどの人が賛成してるんだというふうに勘違いされたと思いますね」。

そして、リベラル香川の高田会長は、「すごく組織的に動いたんだろうと。やっぱり賛成が少ないよりは多いほうがいいだろうということで。そういう発表をして、それが条例に対する判断になったかどうかは分かりませんけれど、なった可能性は十分にあるだろうと私は思います」と、それぞれが見解を述べた。

パブコメの概要版が公表された検討委員会の最終会合では、討議や採決の場面は報道陣に公開されていないが、最大会派・自民党香川県政会所属の委員から「賛成が多いのだから」と採決を促す声が上がったという証言がある。この発言について会見で質問が出たが、検討委員だった辻村、高田両会長は「記憶がはっきりしない」などと明言を避けた。共産党議員団の樫団長は「議事録を残していないからこういうことが起きる」と語気を強めた。

「議会が検討委員会を作る場合は、公開が原則ということを貫くべき。県民から選ばれて出てきてるわけですから。きっちりと議事録を作って、公開を原則にやっていけば、今回のような問題は起きないんじゃないかと思う」

「それは共産党さんの考えで、われわれはちょっと違う」

辻村会長が割って入る。

「実際、このゲーム条例に関しては、高田会長なんかは自分のブログに誹謗中傷を書かれとるわけですよ。そういうおそれがある場合においては、必ずしも全て公開にしなきゃいけないという認識には私はありません」

高田会長は、条例検討委員会が任意の会議とはいえ、開始時点で公開や議事録について取り決めなかったことは「われわれのミスだった」と反省を口にした。これまで成立させてきた議員提案条例は「全会一致」で、意見が割れるようなことがなかったため問題にはならなかったが、今回は違う。「今回、何が間違っていたのか、どうすれば県民に対して説明責任が果たせるのかを検証し、今後に向けてルール作りをしていかなければならない」

3会派代表の会見によると、申し入れ書を受け取った大山議長からは「前例に従ってやっているから問題はない」と、検証の必要性を否定する発言があったようだ。辻村会長が「世間から制定過程に対して疑念を抱かれたままでは条例を運用していくにあたって県議会としての責任を果たせていない」などと訴えたところ、「検討します」という返答があったという。

会見終了後、カメラマンとともに議長室に向かい、取材を申し込んだ。出てきたのは議会事務局の浅野浩司事務局長。両手で追い払うようなジェスチャーで、議長室の入り口から移動するよう促した。

「このことに関しては、議長としてきょうコメントしないと申していますので」

――条例の制定過程で異例の疑義が生じていて、申し入れが3会派から来ていることを受けて議長が何もコメントしないというのはおかしな話だと思うので、議長として……

「そこは議長が判断しますので」

浅野事務局長は食い下がる私の言葉を途中で遮った。条例が成立するまでは、検討委員会の終了後などに報道陣の取材に応じてきた大山議長だったが、パブコメの原本開示後は取材を拒むようになっていた。

議長交代と幕引きムード

4月30日に開かれた臨時県議会。大山議長は「一身上の都合」として辞職願を提出し、賛成多数で辞職が許可された。香川県議会では慣例として1年ごとに議長が交代していて、いわば予定どおりの退任だ。

退任あいさつで大山氏は「平成最後、令和最初の議長」を務めたこの1年間を振り返った。皇居での各種の儀式、中国・陝西省との友好県省提携25周年記念事業、ペルー日本人移住120周年記念事業への参加などで貴重な経験をさせてもらったと述べた後、全国に先駆けて「ネット・ゲーム依存症対策条例」を制定したことに触れた。この十数年でIT産業が目覚ましい発展を遂げ、多くの便利さと富をもたらした裏で「フェイクニュースによる社会の混乱、著作権やプライバシーの侵害、SNSや匿名性を悪用したいじめや炎上、さらには脅迫や人権侵害、ネット詐欺、ストーカー、性犯罪、視覚障害等々、様々な副作用が生み出されている」と並べ立てた。大山氏は議長就任前からたびたび議会の質問で同様の発言をしている。

「その中でも最も恐ろしい副作用の1つが子どもたちのネットやゲームによる依存症だと思います。この条例が、ネットやゲームの便利さや楽しさに盲目的に振り回されるのではなく、その副作用についても正しい知識を身につけ、家庭や社会全体が一丸となり、未来を担う大切な子どもたちがネット社会とうまく共存し、健やかに成長できる仕組みづくりの契機となりますことを心から念願いたしております」

議員としてこだわり続けた「ネット・ゲーム依存」対策の条例を、全国で初めて議長として成立させられた誇らしさがにじむあいさつだった。一方で、条例の制定過程を検証するよう求めた3会派の申し入れに対しては、この日までに何の回答もしていない。

私たちは、臨時議会の閉会後に議場から出てきた大山氏を直撃取材し、申し入れに対する回答やパブコメの賛成意見〝水増し〟疑惑についての見解を質すことにした。議場の出入り口は2つ。確実につかまえるためカメラ2台、記者2人の態勢だ。私たちの班は先に議場の外に出て、前方、議長席側の大きな扉の前で。もう1班は閉会後速やかに記者席を出て、後方の扉の前で待ち構える段取りだ。

「これをもって、今期臨時議会を閉会いたします」

午後2時44分、新たに就任した西川昭吾議長の閉会を告げる声が聞こえてきた。程なくして、議場の扉が開く。カメラマンが「RECボタン」を押して撮影を開始。数十秒の「間」。一人また一人と議員が出てくるが、大山氏はなかなか出てこない。後方の扉のほうに目をやると、記者席から出てきた後輩記者も大山氏を捜している様子だ。まだ議場内にいるのかとのぞいてみると、すでにその姿はなかった。中にいた議員に聞くと「すごい勢いで、後ろから出て行ったよ」とのこと。記者席にいた班が移動している一瞬の隙をついて、後方の扉から外に出たようだ。私たちは前方の扉に意識を向けすぎていて気がつかなかった。慌てて本会議場がある5階から3階の議員控室まで階段を駆け下りる。そこにもいない。さらに地下の駐車場に向かうと、大山氏はすでに自分の車に乗って議会を後にしたところだった。

これまでの態度から取材にすんなりと応じてもらえないことは想定していたが、取材拒否するにしても、カメラの前でその理由を述べてもらうつもりでいた。だが、閉会後、その姿すら捉えられないというのは全くの想定外、そして痛恨の「取材失敗」だった。

「議会の終了後に、大山前議長に直接取材をしようとしたんですが、足早に立ち去り、こちらの駐車場から自分の車で帰ったということで、直接のインタビューは叶いませんでした」

駐車場で苦し紛れの顔出しリポートを撮影していると、自民党議員会の辻村会長が通り掛かった。

――大山さんは3会派の申し入れに全く返答もないまま議長を退任されたわけですけど、どう思いますか？

「そりゃもう回答してほしかったですよね。不誠実だと思いますけどね、返事すると言いながら……」

階段を駆け下りる大山氏を目撃した県職員は「あんなに急いでいる大山さんを見たのは初めてだった」と語る。議会事務局の前では、退任した前議長に渡すつもりだった「花束」を抱えた職員がその扱いをどうするか話し合っていた。

午後3時半からは新しい議長と副議長の就任会見が行われた。臨時議会では、大山前議長の退任あいさつの後、議長と副議長の選挙が行われ、第92代香川県議会議長に前副議長の西川議員、副議長には十河直議員がそれぞれ選出された。ともに、大山前議長と同じ最大会派の自民党香川県政会所属で、当選5回だ。会見の冒頭、西川議長は「山積する県の課題の中でも当面はコロナ対策から手をつけないといけない。報道の皆さんのご協力も得ながら、分かりやすい県政活動をやっていきたい」とあいさつした。その後の記者からの質問はほとんどがゲーム条例に関するものだった。

西川議長は、3日前に3会派が大山前議長に対して行った申し入れについて「すでに可決された条例であり、これ以上議論する必要はない」と、検証委員会を設置する考えはないことを表明した。条例の検討委員会では副委員長を務めた西川議長。条例の制定過程で一部が非公開で議事録がなかったのは「大山委員長の下に過激なメールが届くなどしていて、議員の発言が個人攻撃を招きかねないため、非公開や議事録を残さないことを検討されたのではないか」と述べた。

そして、「賛成意見」が連続投稿された疑いが生じているパブコメについて質問が及ぶと、条例検討委員会の委員だった十河副議長から予想していなかった発言が飛び出した。

「パブリックコメントについては私のほうでは承知してないし、いつ、どのようにやったかも勉強不足で分かっておりません」

記者からは真意を問う質問が相次いだ。

――副議長は検討委員会のメンバーでしたよね？　パブコメをいつ実施したか把握されてなかったんですか？

「うーん……ちょっとそれはあったような気がするんですけど、今ちょっと記憶してないという、それだけです」

――そんなに軽いものなんですか？　今回の条例というのは。委員の1人が、県民に意見を聞くパブコメの実施についてほとんど把握されていないという話なんですか？

「そう言われると私の勉強不足で誠に申し訳ないんですけど、執行部のほうで作って出したという意識はあるんですけど、それを見て現実云々というのは……私はちょっと残念ながら承知しておりません」

――執行部が作ったというのは？　パブコメは条例検討委員会が実施したと認識してるんですが。

「表向きは検討委員会が実施したんですけど、内容につきましては担当の人が作ったと認識しています」

特に悪びれる様子もなく答える副議長に、驚きながら質問する記者。西川議長がフォローに入る。

「これまでのいろんな条例でもパブコメは当然あったんですけど、副議長がおっしゃる『あまり重視してなかった』というのは、今までの慣例の中でのことで、私たちも（今回のゲーム条例の）素案についてては非常に議論があったわけですけど、パブリックコメントを重視して話し合った記憶がないというような意味でおっしゃっているんだと思います」

「議長のおっしゃる通りです」

かすかに笑みを浮かべながらうなずく十河副議長。検証委員会の最終会合では、パブコメの概要版の公表後、非公開で20分ほど議論が行われたというが……

「出席はしてました」

――パブコメを重視せずに議論していたということですか？

「私自身はそうかも分からんです。副委員長（西川議長）は十分に承知してやっておったと思います」

この日の夕方のニュースでは、尺の関係もあり、大山議長が3会派からの申し入れに返答しないまま退任したことを中心に伝えたが、翌日、改めて十河副議長の発言を取り上げることにした。申し入れを行った会派の１つ、共産党議員団の樫団長に感想を聞いた。

「議長、副議長というと県議会の代表ですからね。代表の発言としては非常にお粗末と言わざるを得ないですね。知らなかった、勉強不足では通らない。県民の意見を広く聞く必要性があるからパブコメをやってるんであって、それを重視していないんだというのは許されない発言だと思います」

検討委員会の副委員長だった西川議長も「自分はネット世代ではない」「ゲームのことにはそれほど詳しいわけではない」と繰り返し前置きしたり、「検討されたのではないか」などとどこか他人事のように語ったりと、条例制定を主導した大山前議長との熱量の差を感じる場面が多くあった。そして、その大山前議長がパブコメを含む制定過程の疑問に答えることなく退任したことで、県議会には

「幕引きムード」が漂い始めていた。西川議長は会見で「すでに成立した条例についてこれ以上議論しても仕方がない」と言い放った。

「ゲームは1日60分まで」という時間制限、そして成立後に判明したパブコメの不自然さで2度にわたり全国的なニュースとなったこの条例。幕引きを図ろうとする県議会によって、このまま次第に報じられなくなり、人々の関心が薄れていくことが懸念された。しかし、この後、さらに全国的な注目を集めることになる。きっかけとなったのは、1人の高校生が起こした行動だった。

第3章　高まる条例への疑問の声

声を上げた高校生

香川県のネット・ゲーム依存症対策条例案が議員提案された2020年3月18日。注目の条例案が採決される日とあって、普段はほとんど人がいない県議会本会議場の傍聴席には20人ほどが訪れていた。その中に、1人の男子高校生の姿があった。条例案の提案理由に続いて、賛成と反対の討論。そして議員の起立による採決の結果、賛成多数で条例案が原案通り可決された。

「憤りというよりは悲しかったですね。採決の場面では、本当に涙が出てきそうな感じがありました……」

新型コロナウイルスの感染拡大防止のため、当時は全国の公立小・中・高校が臨時休校中だった。白いセーターにグレーのスラックス。年齢よりも落ち着いた雰囲気があるため、以前に取材をしていなければ、傍聴席にいた彼が「高校生」だとは気づかなかったかもしれない。

遡ること約1カ月半前の1月31日。1冊のファイルを手にして香川県議会事務局を訪れた男子高校生をテレビや新聞のカメラが取り囲んでいた。高松市の高校に通う2年生で、集まった報道陣に対し、「名字と高校名は報じてほしくない」と要望した。われわれのニュースや番組では下の名前の「渉さん」と紹介している。

その渉さんが手にしていたのは、ゲーム条例の素案「撤回」を求める署名だ。1月10日に条例の検討委員会で「スマートフォン等の使用は1日60分まで」という時間制限を盛り込んだ素案が公表されたことを知ると、すぐにインターネットの署名サイトで「香川県のゲーム禁止条例制定を阻止しよう」というキャンペーンを立ち上げた。サイトではプロフィールで香川県在住の現役高校生だと明かし、全国の人に「力を貸してほしい」と呼び掛けた。約3週間で595人が賛同した。署名は香川県知事と県議会議長宛て。条例検討委員会の委員長も務める大山一郎議長に直接手渡すことを求めたが叶わず、議会事務局長が受け取った。

「ゲームという自分たちの居場所に足を突っ込んでほしくないということは理解してほしいです」

1日に少ないときで2時間、多いときは4~5時間ほどオンラインゲームをしているという渉さん。署名の提出後に取材に応じ、「1日60分まで」という時間制限について「ずさんだと思う」と述べた。素案について知った後、議会事務局に電話をかけて時間の根拠を質したところ、「国立病院機構久里浜医療センターが19年に全国の10代、20代の男女9000人を対象に行ったアンケート調査と、香川県の学習状況調査の結果を総合して決めた」という回答だったという。これに対し渉さんは、県の学習状況調査は小・中学生のみに行っているにもかかわらず、条例は高校生も対象になっている点を指摘した。

「ゲーム依存症対策というのは必要なんですけど、そうであれば、実態調査をして、ゲーム依存症の人がどのくらい香川県にいるかをはっきりさせてから条例策定に入るべきだと思います」

だが、条例は素案から若干の修正が加えられただけで、当初のスケジュール通りに成立した。議会の傍聴を終えた渉さんは、ツイッターでこうつぶやいた。


非常に残念な結果となってしまいました。力不足でした。ここで戦いは終了ではなく今後も戦い続けます。


「今後も戦う」という宣言は、決して悔しまぎれのものではなかった。条例の成立後、渉さんは大山議長と、条例案の提案理由を述べた氏家孝志議員、賛成討論をした佐伯明浩議員の3人に宛てて公開質問状を送った。質問は「規制の対象となる年齢の生徒たちを検討委員会に呼ばなかった理由」や「ネットやゲームが学力低下などに結びつく科学的な根拠」など8項目。だが、期限までに回答はなかった。

さらに次の手として打ち出したのが、香川県を相手に裁判を起こすことだった。条例は「憲法違反」だとして県に損害賠償を求めるというものだ。

最初に渉さんがツイッターで提訴の意向を表明したのは、条例施行前日の3月31日。その後、私は定期的に連絡を取って動きを追った。そして、代理人弁護士が決まって訴状の骨格が固まったタイミングで単独インタビューを行った。まだ高校が臨時休校中だった5月14日、不織布マスクを着け、私服姿の渉さんを屋外で距離を取って撮影した。

まず聞いたのは、高校生でありながら裁判に踏み切ろうと思った理由だ。

「1月31日に600人近い署名を持って行ったにもかかわらず、議員さんたちが条例案を可決してしまったことへの不満、不信感があって。それだったら法的手段を取るしかないなと思いました」

署名について、議会で考慮されたような印象はありますか？　という質問には「まっ、たく！」と力を込めて否定した。

「まっ、たく！　それはないと思います。高校生のたわごとくらいにしか聞いてないのかなと思います。そもそも検討委員会に、主役であるはずの僕たち18歳未満の子どもが呼ばれていないので。議会事務局に対して『誰でもいいから、規制の対象となる年齢の人を入れてくれ』と頼んだんですけど、それも実現されないまま検討委員会が続いていったのは、悲しかったですね」

検討委員会は一般の県民が傍聴することはできず、内容をマスコミ報道で知るだけだったが、採決の日には自ら議場に足を運んだ。条例案の提案理由や賛成討論を聞いて感じたのは、ゲームが「絶対悪」だという偏見だった。

「例えば、不登校になる理由がゲームだ、みたいな決めつけが議員さんたちにあって。でも、別に一概にそうではないと思ってるんですよ。家庭環境に問題があったり、学校でのいじめがあったりして不登校になった子が、家でいる時間の暇つぶしのためにゲームをしていることもある。それは直接聞いてほしかったですし、僕もアポイントをとってくれれば意見を言うことができたのに……」

——渉さんにとって、ゲームとはどんな存在ですか？

「ゲームは確かに使い方を間違えば危険なものだと認識してるんですけど、1つのゴールに向かって進んでいくという部分ではスポーツと全く遜色ないものだと思っているので。僕にとっては、友達というよりか、なんと言ったらいいんですかね……遊び道具より上の存在で、言葉では表せないけど、ずっと身近にあるものですね」

渉さんは、弁護士費用や専門家に意見書を書いてもらう費用などをネット上で募る「クラウドファンディング」の準備を進めていることも明らかにした。

香川県のゲーム条例を巡る新たな動きとして、「高校3年生と母親が県を相手に裁判を起こす準備をしていることが分かった」と報じたニュースは大きな反響を呼んだ。4月13日にパブリックコメントの原本の〝不自然さ〟について報じたスクープに続き、「ヤフトピ入り」を果たし、Yahoo！ニュースの公式アカウントが記事を紹介したツイートは約1・6万件のリツイートがあった。「行動力がある」「頑張ってほしい」「応援したい」などと好意的にとらえたものと、「条例には罰則がないのだから違憲性はないだろう」と分析するもの、そして、損害賠償を求めようとしていることを中傷する投稿も見られた。ただし、これは誤解だ。日本の裁判所は憲法に反するかどうかだけを判断することはしないため、裁判は「損害賠償請求」の形をとり、その中で、憲法上の人権が侵害されているという主張をするしかない。

約4分間のニュースVTRの冒頭は、渉さんのこんなインタビューを使った。

「現役高校生である僕が裁判を起こすことで、社会的インパクトっていうのが大きいと思ったんで。

誰かにやってもらうっていうよりかは自分でやるっていうのが強かったです」

まさにこの言葉通りの大きなインパクトを与えるニュースとなった。

条例への県知事の評価は

現役高校生の渉さんが提訴しようとする相手、つまり、被告となるのは「香川県」だ。ゲーム条例は県議会が検討委員会を設置して内容について議論し、議員提案して成立させたものだが、「県の条例」となった以上、それを運用していく責任は県にある。

制定過程から全国的な議論を呼んだこの条例を、香川県のトップである知事はどのように受け止めたのか。議会中を除いて原則毎週開かれる知事定例会見での発言を中心に見ていこうと思う。

浜田恵造知事が会見で最初にこの条例案について言及したのは、20年1月14日。前週金曜日、1月10日の県議会条例検討委員会で素案が公表された直後の定例記者会見だ。素案に盛り込まれたスマートフォン等の時間制限について、記者から「時間まで踏み込んだ、ある程度強制力を持った取り組みが必要だと思うか」「私生活に公権力が介入するという批判の声をどう受け止めているのか」という質問が出た。浜田知事は、「ネット上で様々な意見が出ていることは伺っている」とした上で、こう答えた。

「子どものネット・ゲーム依存症につながるようなスマートフォン等の使用にあたって、60分なり90分という制限をするということでありますので、インターネットの通常の使用といいますか、本来、ゲーム等以外のものに活用されるわけですけども、そうしたものまで規制していると私は理解しておらないわけであって、依存症対策のために、こうした点も検討していくということは必要ではないかと考えております」

県は、2月に発表した20年度の一般会計当初予算案にネット・ゲーム依存対策費、約1178万円を盛り込んだ。まだ条例の制定前だったが、知事による記者会見では「県がこれまで取り組んできている対策の延長線上に、議会での議論の方向性を踏まえて予算化した」と説明した。

事業の柱は大きく3つ。①県民への普及啓発を中心に、依存状態に陥ることを未然に防ぐための「依存予防対策」、②主に医療機関や患者、家族向けの「依存症対策」、そして、③「子どもの依存対策・利用適正化推進」だ。新規事業として、教員向けの予防対策マニュアルや児童生徒向けの依存予防対策学習シートの作成などが挙げられた。このマニュアルや学習シート作成の「根拠」について記者が問うた。

――専門家の方に話を伺っていると、「ゲーム依存」自体がまだ新しい疾病で、何が予防につながるのか、どういう人が依存症になりやすいのか検討がまだまだ進んでいない。県としては、どういう考え方を取り入れて依存予防をするんでしょうか？

「なんといいましょうか……これまでも教育委員会サイドでもいろんな取り組みを行ってきた蓄積があると思いますし、医療関係の専門家にもお話を聞いていく。スタンダードみたいなものがあるのかと聞かれれば、いま進行中というところもあるんでしょうけど、だからと言って手をこまねいていていいのかというところはあると思います」

また、同じ当初予算案に「情報通信関連産業の誘致や人材育成」の事業費が盛り込まれていることについて、「あべこべな政策に税金が使われることに、県民の納得が得られると思うか？」という質問もあった。

「納得してもらえると思いますし、あべこべとも思いません。前に会見で申し上げたように、条例案はインターネットそのものを規制するというものではないと理解しております」

——情報通信産業を担う人材を県外からも求めたい、企業も誘致したいと思うんですが、この条例によって「香川県はインターネットやゲームに理解がない県だ」と、すでに認識されていると思うんですね、全国で。その点でかなり影響があるとは思いませんか？

「全国でそのように認識されているとは思いません」

食い下がる記者に、仏頂面で、短く答える知事。記者会見では珍しくない光景だ。

浜田知事は県西部の観音寺市出身で、東京大学法学部を卒業後、旧大蔵省（現・財務省）に入り、東海財務局長や東京税関長を歴任。退官後の10年から3期連続で香川県知事を務めている。就任2年目の11年から「うどん県。それだけじゃない香川県」という観光PRプロジェクトを展開。「香川には県外で自慢できるものが讃岐うどんしかない」という県民の自虐ネタを逆手に取り、地元出身の俳優、要潤さん演じる副知事が「香川県は、『うどん県』に改名します」と記者会見で発表する動画は全国的な注目を集めた。ただ、浜田知事自身は派手なパフォーマンスはせず、議会や記者会見では、よく言えば「堅実な」、悪く言えば「面白味のない」答弁が目立った。県議会との関係は良好で、自民、公明、社民、民主の各会派の推薦を受けて初当選して以来、選挙戦では共産党を除く「各党相乗り」が続いていた。

県議会でネット・ゲーム依存症対策条例案が可決、成立した直後、3月23日に行われた定例会見では、条例に関する質問に多くの時間が費やされた。浜田知事は、今後の県の取り組みについて「条例の内容も十分踏まえながら、教育委員会など関係機関と連携して、効果的なネット・ゲーム依存対策を推進し、引き続き、国に対しても法整備、医療提供体制の充実などの対策の強化を求めるなど、依存対策に取り組んでまいりたい」と、時折、用意していた紙に目を落としながら述べた。

不透明な制定過程や依然として渦巻く反対意見を踏まえ、記者から質問が続く。

――パブリックコメントが多く寄せられた中で、賛成と反対の数を前面に押し出す公表をし、県議会の会派からの申し入れがあったのに、詳細を公開せずに採決が行われた。この制定過程について、知事は、県民の理解・信用を得られるものだったとお考えでしょうか？

「パブリックコメントの取り扱いというものにおいて、今回は議員提案条例でありますので、その議会における検討委員会が判断されることだと理解しております。パブコメ自体の詳細な内容の公表・公開ということについては、やはり県議会において検討されるべきものであってですね、私どものほうからコメントすることは差し控えたいと思っております」

地方公共団体では、首長と議会議員をともに住民が直接選挙で選ぶ「二元代表制」が取られている。議員提案条例であるゲーム条例の内容や制定過程への「評価」について、知事は一貫して言及を避けた。

——全体的に見た今回の条例制定プロセスについて、知事としてどういうふうに受け止めているか、考えをお聞かせください。

「委員会の進め方というのも議会運営の中の1つだと思いますけれども、その議会運営のあり方についてですね、私どもが何か申し上げるということは差し控えたいと思います」

——各社の質問にある通り、内容、制定の過程を含めていろいろな疑問があるんですが、知事から見て、一片の曇りもない完璧な条例だと思われていますか？

「条例のそういった評価といったものをですね……特に議員提案に係るものについて、知事が評価をするといったことはすべきではないと思っております」

——ちょっと聞き方を変えますが、県として、知事として、今回の条例は「歓迎すべき条例」ですか、それとも「ありがた迷惑な条例」ですか？

「それも評価だと思いますので、差し控えたいと思います」

条例の制定や予算などに関する議会の議決に対して異議がある場合、自治体の長は議会に再度の審議と議決を求めることができる「再議権」、言わば拒否権が地方自治法に規定されている。浜田知事は今回成立した条例について「再議を求めるということは考えておりません」と明確に否定した。

対照的だったのが、その2日後に行われた高松市長の定例記者会見だ。大西秀人市長は、香川県議会でゲーム条例が成立したことについて所感を問われると「ゲーム障害が国内外で社会問題となっている中で、香川県が全国に先駆けて依存対策の条例を制定したこと自体は、一定の意義があるものと感じている」と評価した上で、こう苦言を呈した。

「インターネット、ゲームといっても、情報収集や伝達に優れ、あるいは学習効果の高いもの、娯楽や趣味としていい面もある。ただ、今回の条例はあくまでネット・ゲーム依存対策の条例なので、どうしても悪い面にばかり光が当たってしまい、議論が集中してしまった。それで誤解を招いた部分もあると思っています」

また、ゲームやスマートフォンの利用時間の目安について「条例上、一律に時間を規定したのはどうかという意見は持っている」。委員会審議の一部が非公開で行われた制定過程については「もう少し議論がオープンな形で行われたほうが良かった」と述べた。

大西市長は浜田知事と同じく元官僚で、総務省出身。「あくまでも個人的な感想」だと断りを入れてはいたが、この条例や制定過程への評価について発言を避け続ける浜田知事の会見に慣れていただけに少し驚かされた。

条例の素案の公表後、「ネット上で批判しているのは香川県の実態を知らない県外の人たちで、県民の多くは理解してくれる」と豪語する議員もいたが、条例への疑問の声は県内からも具体的な「動き」となって現れることになる。

異例の弁護士会長声明

香川県在住の現役高校生である渉さんが「ゲーム条例は憲法違反」だとして訴訟の準備を進めていることを報じた2日後、旧知の弁護士から情報が寄せられた。この条例に対する香川県弁護士会の「会長声明」を出す一歩手前まで来ているという。聞けば、弁護士会の中にある「子どもの権利及び法教育に関する委員会」が声明案を起案し、企業で言う取締役のような存在である「常議員」による意思決定が行われている、とのことだった。

香川県弁護士会のホームページで、過去5年ほどの間に出された「会長声明」を調べると、死刑執行に抗議するもののほか、安全保障法制の改定や、いわゆる共謀罪を新設する法案など、「国の法案」に反対を表明するものばかり。市や町の「条例」に対して弁護士会が何らかのアクションを起こすのはとても珍しく感じられた。

過去の会長声明は、報道機関宛てにファックスで内容が送られてきていたが、文字だけで記事にできる新聞と違ってテレビでは「映像」が必要になることもあり、ニュースで扱うことはほとんどなかった。だが、今回は成立後も余波が続くゲーム条例についてのもの。報じないわけにはいかない。「紙ベース」で声明を出すだけでなく、会長が記者会見を開くか、インタビューをさせてもらえないかと申し入れた。情報をくれた弁護士も「会長が直接、県民にメッセージを発するべきだ」と働き掛けてくれたが、最初に聞いていた予定より発表がずれこんでいた。弁護士からは「組織がやることだから、下駄を履くまで分からない」というメッセージ。地域で活動する弁護士の中には、県や県議会議員との結び付きが強い人もいるだろう。組織内での「攻防」で、もしかしたら声明が立ち消えになるかもしれない……そんな心配をし始めた5月25日、香川県弁護士会館の会議室で記者会見が開かれることが決まった。

会見に臨んだのは、4月に就任した徳田陽一会長と、声明を起案した「子どもの権利及び法教育に関する委員会」の工藤ゆかり弁護士、植野剛弁護士の3人。まず、徳田会長が会長声明の趣旨を読み上げた。

「香川県ネット・ゲーム依存症対策条例の廃止、特に本条例18条2項については即時削除を求める、という内容になります」

条例の第18条2項は、ゲームやスマホの利用時間の目安を定め、最も物議をかもした条項だ。「条例の廃止」と「即時削除」。声明は、私が想像していたより踏み込んだ内容だった。代表して議長宛てに送るのではなく、香川県議会議員一人ひとりに郵送したというところからも、形だけではない、「本気度」が見て取れた。

声明では、条例の廃止と第18条2項の即時削除を求める理由について、①立法事実（条例制定の必要性）を欠く、②ネット及びゲームの有用性を十分に考慮したものとは言えない、③憲法13条の定める自己決定権を侵害するおそれがある、④子どもの権利条約の31条（余暇・遊び・レクリエーション活動を行う権利）及び12条（自由に自己の意見を表明できる権利等）の趣旨に違背する、という4点を挙げた。

このうち、①の「立法事実」については、他の都道府県が条例規制を設けていない中で、これを行う必要があるほど香川県内でネット・ゲーム依存症が大きな社会問題になっている事実はないことや、WHOで疾病に認定された「ゲーム障害」は、ネットの利用を対象としておらず、この条例の「ネット・ゲーム依存症」の定義はそれと不一致で、外延が不明確であるなどと指摘した。

そして、徳田会長が「ここが一番重要なポイントだと考えている」と述べたのが、③の憲法違反のおそれだ。

「子どもが余暇時間をどう過ごすか、保護者がどんな教育を行いどう育てるかは、憲法13条が保障する自己決定権の内容として十分に尊重されなければならず、公権力がむやみに介入すべきではありません」

「1日60分まで」などの記載は、条例の素案で「時間制限」としていたものが「家庭でのルールづくりの目安」と修正され、条例自体に罰則もない。だが徳田会長は「自治体が条例という法規範で基準を示せば、県民はそれを『守らなければいけない』と受け止め、各家庭での自由なルール形成への妨げになるだろう」と話した。また、どの程度の時間的制約を課せばどの程度の効果が現れるのかという科学的検証の有無も不明瞭で、多様な家庭環境や子どもの個性がある中で、県下の全ての子どもに一律の時間制約を求める合理性も必要性も見いだせないことも挙げた。

記者との質疑応答では、提訴に向けて準備している高校生について「報道で聞いているが、声明とは無関係で、特に連携を取っていることはない」とし、弁護士会として何らかの裁判を起こすことについても否定した。県議会に対しては「いきなり廃止や削除というのは難しいと思うが、条例の内容や制定過程、意見集約の過程に問題がなかったのか改めて検証してほしい」と述べた。そして、仮に「第三者委員会」等の設置が必要ということになれば弁護士会として協力は惜しまない考えを示した。

会長声明が条例制定後のこのタイミングで出された理由についても質問が及んだ。

「会内議論が高まったのが、条例制定後だったというところに尽きてしまうところがありまして……」

香川県弁護士会に所属する弁護士の中には、1月に条例の素案が出された時点で問題意識を持ち、パブリックコメントを提出した人もいたが、具体的なアクションに向けた議論が始まったのは条例施行後の4月に入ってからだったという。子どもの権利を取り扱う委員会の中で意見交換を行い、その取りまとめなどに時間を要したためこの段階での発表になった。

「条例の可決、成立前に出せればよかったというのはその通りだろうと。ただ、その段階で出せなかったからと言って、問題のある条例に何も言わないということは法律家団体の弁護士会としてはよくないだろうということで。ちょっと時機を失しているというご指摘もあるかもしれませんけれども、意見表明すべきという結論に至りました」

相関関係と因果関係

香川県の浜田知事は、6月1日の定例会見で弁護士会長声明についての所感を問われ、「条例は憲法の理念、あるいは法令上の規定に違反したものではないと考えている」と述べたが、個々の指摘についてはコメントを避けた。

――弁護士会は、「目安」であっても行政が条例に定めるということ自体が自己決定権を侵害していると主張しているが。

「そういうふうに私は受け止めておりませんけれども、弁護士会のご指摘の一つひとつにですね、この場において、それぞれ言及することは控えたいと思います。いずれにせよ、そういった自己決定権を侵害しているというものでもないと思っております」


一方、香川県議会は、6月2日、弁護士会長声明に対する「見解」を西川昭吾議長名でホームページに掲載した。声明にあった4点の指摘、それぞれに答えたものだ。

「自己決定権の侵害」という指摘に対しては、条例は子どもに直接の義務を課すものではなく、何らかの行為を禁止するものではないから「子どもの自己決定権を何ら侵害しない」と反論した。また、保護者に対する制約については、「単なる『努力義務』にすぎず」「何らかの不利益を課すものではない」「制約の度合は著しく低い」などと列挙。「得られる利益と保護者に対する制約とを比較した場合、前者が上回り、本条例に違憲性がないことは明白である」とした。

その上で、「条例はインターネットやゲームを全て否定したり、子どもの人権の侵害や家庭での教育への過度な干渉を行う意図はなく、憲法の理念や法令上の規定、子どもの権利条約に反したものではないと考えており、声明にある条例の廃止および18条2項の削除については、理由がない」と結論付けた。

弁護士会長声明はかなり厳しい書きぶりで条例の問題点を批判していたが、対する議長の見解も全体的に断定調で、「攻撃的」にも感じる文章だった。特に印象的だったのが、次の一文だ。

保護者が子どもの余暇に無制限でネット・ゲームをさせることを許容し、あるいは子どもに対する教育的責務を何ら果たさないことは、判断能力の未発達な子どもに無限にゲーム等を行わせ、これによって、子どもが学習するうえで大前提となる知性・精神に対する致命的な影響を及ぼす危険性があることは明らかである。

知性・精神に対する「致命的な影響」とはいったいどういうものなのか。「明らかである」と断言はするものの、その具体的な中身や根拠は示されていない。このほか、見解では「創造性・知的好奇心を失わせる可能性がある」「子どもたち自身の心身を傷つける恐れ」など、条例の前文よりもかなり踏み込んだ表現でゲームの長時間利用の「弊害」を強調している。議会事務局によると、この見解を作成するにあたっては西川議長以外の県議に意見は求めていないと言い、「報道を見て初めてこの見解の存在を知った」と話す県議もいた。もともと賛否が分かれていた条例について、議会の「総意」ではない見解をホームページに掲載したことになる。

この議長の見解には、別紙でいくつかの参照資料が付けられている。その1つが、「スマートフォン等の利用時間と平均正答率の関係」のグラフだ。出典は、香川県教育委員会が行った18年度の「学習状況調査」の結果。小学5年生から中学2年生が、1日に携帯電話やスマホを使う時間と、テストの平均正答率を折れ線グラフにしたものだ。どの学年でも「1時間未満」の児童生徒の正答率が最も高く、「1〜2時間」「2〜3時間」「3〜4時間」「4時間以上」と、利用時間が長くなるにつれ、正答率は右肩下がり。つまり成績も下がっている。このグラフは、議会の条例検討委員会でも資料として出され、「1日60分まで」というゲームの利用時間の目安を定める根拠の1つになった。

このデータを、ネット・ゲーム依存対策の基準として使うのは「誤り」だと指摘するのが、大阪大学の非常勤講師、井出草平さんだ。社会学や精神医学を専門とし、ひきこもり問題などに詳しい井出さんは、19年12月から香川県議会のネット・ゲーム依存症対策条例制定の動きに注目し、ブログで問題点を指摘。素案公表後の20年1月には、コンテンツ文化研究会が主催した条例についての勉強会で講師も務めた。

井出さんは、「相関関係と因果関係は違う」と指摘する。

「グラフが同じような動き、こちらが高くなればこちらが高くなる、という動きをしたからと言って、それが『原因』になるわけではないです」

スマホやゲームの利用と成績不振の関係では、使い過ぎ、やり過ぎが原因で勉強時間が減り、成績が下がる、というのを思い浮かべやすい。だが、「逆の因果関係」、例えば学業がうまくいかず、気晴らしのためゲームに没頭する、というケースも考えられる。

さらにもう一つ、「擬似相関」というパターンもある。井出さんが例に挙げたのが、灰皿の購入数と肺がんの発病率の関係。灰皿の購入数が多い人のほうが肺がんの発病率が高いのだが、灰皿をたくさん買うという「原因」によって、がんのリスクが高まるわけではない。別の要因、この場合「喫煙」によって両者が関係しているように見えるのだ。

つまり、スマホやゲームの長時間利用と成績不振という2つの現象にも、両方に影響を及ぼす「別の要因」が関わっている可能性がある。

県教委の学習状況調査では、他にも多くのアンケートがあるが、「朝食を毎日食べていますか」「近所の人に会った時は、あいさつをしていますか」など、スマホの利用時間とテストの正答率と同じような形のグラフになっている質問項目が多い。井出さんは言う。

「勉強がよくできる子は朝食を食べてるし、困った人がいたら進んで助けているし、近所の人にはあいさつをしてる。インターネット利用と成績というものが直で結びついているというよりは、『家庭の教育力』みたいなものを第3の要因として想定したほうが合理的な考え方かなと思いますね」

そして、井出さんは、「科学的根拠もほとんどない状態で、出された資料もかなり疑わしい。そんな中でこういう条例を作ってしまうことは非常に問題だ」と苦言を呈した。

依存予防対策学習シート

条例施行後も、その中身や制定過程への疑問の声が高まる一方、県や県教委は、医療や教育現場などでネット・ゲーム依存対策を進めていた。条例が実際にどのように運用されているのかにも目を光らせておく必要がある。

最初に表に出てきたのが、「ネット・ゲーム依存予防対策学習シート」。ネットやゲームとの上手な付き合い方について、児童生徒と保護者が話し合うためのものだ。香川県教委が20年度の新規事業の1つとして90万円の予算を計上。7月に県内の国立、私立を含む全小・中学生に約9万部を配布した。シートはA4判カラーの4ページで、小学校下学年（1〜3年）、上学年（4〜6年）、中学生用の3種類を作成した。

小学校上学年版では、まず、自分がネットやゲームを1日のうちどれくらい使っているか、使用時間帯に色を付けて把握する。続いて「ネットやゲームをする時間をもっと長くしたい」「ネットやゲームのやりすぎをかくすために、家の人や先生にうそをついたことがある」など5つの質問に「はい／いいえ」で答えて自分の「依存度」を診断する。

2ページ目では、なぜネット・ゲームを長い時間使用してしまうのか、どんなことに気をつければよいかなどについて、自分の考えや友達の考えを記入する欄がある。ここまでを学校の授業などで取り組んだ後、自宅に持ち帰り、保護者と話し合って「家庭でのルール」を作るという構成だ。

実際に学校現場でこのシートを活用している様子を取材するため、高松市立塩江小学校を訪れた。全校児童あわせて66人。自然に囲まれた山間の小規模校で、ネット・ゲーム依存とはかけ離れたイメージがある。だが、長谷川絵里校長によると、山間部に住宅が点在していて友達の家が遠い分、下校後はそれぞれが自宅で過ごす時間が長いという。都市部に限らず、過疎地の子どもたちにとってもスマホやゲームは手放せない存在になっているようだ。

取材に訪れたのは、20年8月20日。新型コロナ禍の影響で臨時休校した分の授業時間を補うため夏休みが短縮され、この日が2学期のスタートだった。体育館での始業式が終わった6年生の教室では、担任の渡辺一紀教諭が「夏休みのネット・ゲームとの付き合い方をふり返ろう」と板書した。このクラスでは、夏休みに入る前に学習シートを使った授業を行い、家庭でのルールづくりとその実践を夏休みの宿題にしていた。

「我が家のルール」の欄を見せてもらうと、「夜8時になったらやめる」「1日1時間30分まで」など、ほとんどが時間に関するルールだった。そして、「守れなかったときのルール」という欄には、「次の日はなし」「ぼっ収」「2週間禁止」などと書き入れられていた。渡辺先生が「自分たちの家のルールを振り返って、実際やってみてよかったなという感想を言える人はいますか？」と問い掛ける。

「今までは夜10時くらいまでiPadとかいじってて、その時間を夜9時までにしたら、いつもより寝る時間が早くなったのでよかったです」

「ゲームをする時間を決めていたから、宿題の時間が多くなって自主学習で復習とか予習がたくさんできた」

学習シートでは、家庭で決めたルールをどのくらい守れたか、1週間ごとに自己評価を記入する欄もある。花丸（よくできました）、丸（できました）、三角（もうひとがんばり）の3段階。15人の児童のうち、3週間で花丸が3つ付けられたのは1人、2個が6人、1個が4人だった。渡辺先生は「夏休みは教員の声が届かないので、もっと守れていない子が多いかなと思っていた」と打ち明ける。

そして、指導する側にとっての学習シートの感想をこう語った。

「教育委員会のほうからこういうのを出していただくと、こちらも指導しやすい。帯グラフで自分がどの時間帯に使っているか目で見て分かりますし、アンケート形式とか記述方式とかいろんなやり方があるんで、子どもたちも飽きずにできるのかなと思います」

テレビ局の取材に対する回答なので、児童、教員ともに「いいように答えなければ」という意識が働いていることは差し引いて考える必要があるが、学習シートに一定の効果はあると言えそうだ。だが、その記載内容を巡っては批判の声もあった。

小学校下学年、上学年、中学生版ともに、シートの3ページ目には「参考資料」が載せられている。小学校下学年版のみ内容が簡略化されているが、上学年と中学生は同じもので、①香川県の平日1日のメディア利用の時間、②ネット・ゲームの使いすぎによる影響、③ネット・ゲームを長く使用してしまう要因、という項目があり、グラフや表、イラストなどを掲載している。この内容が「科学的根拠に基づかないのではないか」という批判だ。

8月21日、コンテンツ文化研究会が開いたネット・ゲーム依存症対策についてのオンライン勉強会でも香川県の学習シートが話題になった。取り上げたのは、大阪大学非常勤講師の井出さん。以前話を聞いた際には、条例の「1日60分まで」という目安の根拠となった「スマホ等の利用時間と正答率との関係」を示した折れ線グラフについて「相関関係はあっても因果関係があるとは言えない」と指摘していた。だが、このグラフは学習シートにも掲載された。博士のようなキャラクターが「1時間以内が一番正答率が高いね」と吹き出しで述べるイラスト付きだ。

オンライン勉強会の中で井出さんが特に問題だと指摘したのが「脳への影響」という参考資料だ(119頁)。脳の一部を赤く塗ったイラストとともに「ゲームに依存している人の脳では、感情や思

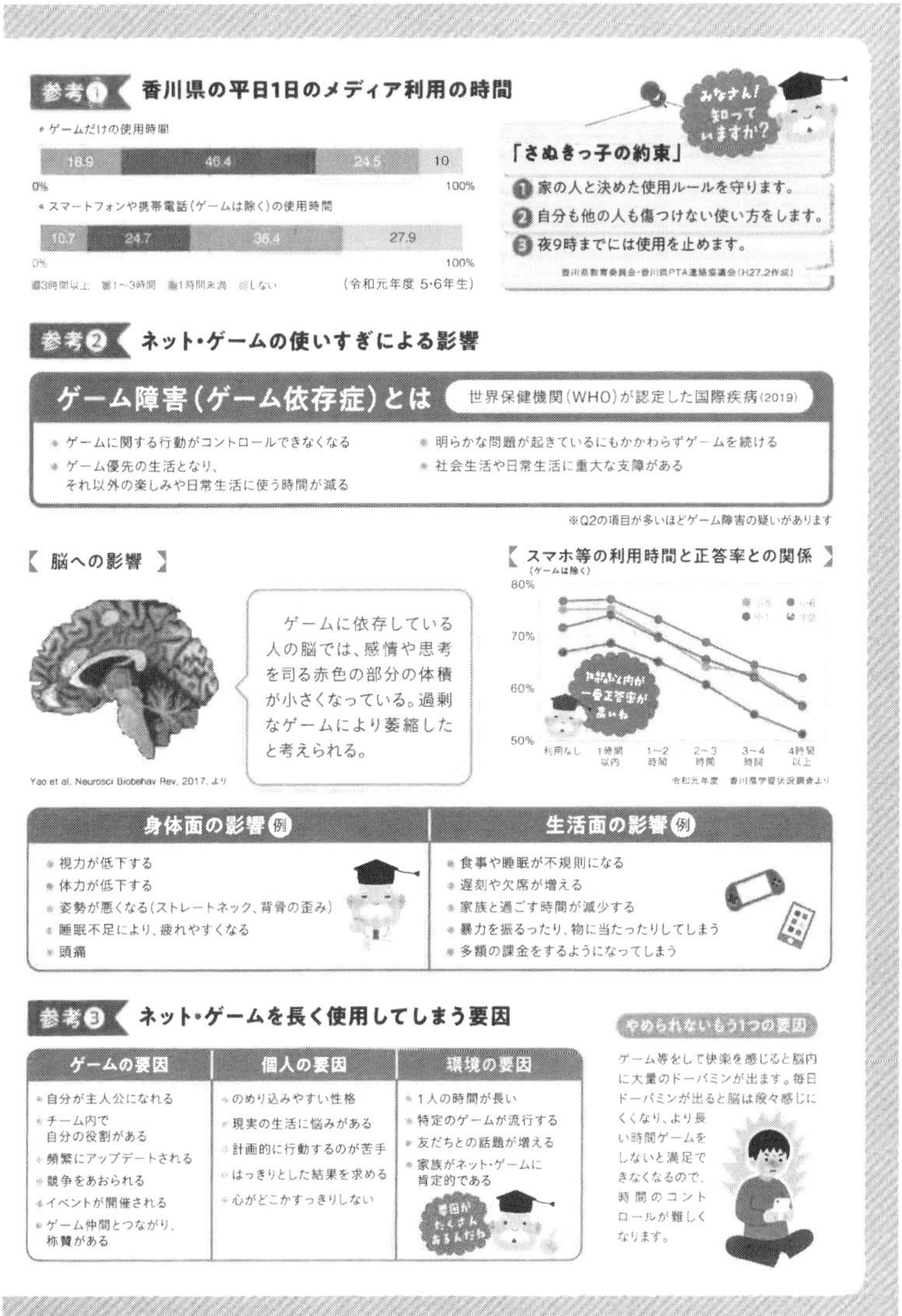

参考① 香川県の平日1日のメディア利用の時間

・ゲームだけの使用時間

3時間以上	1〜3時間	1時間未満	しない
18.9	46.4	24.5	10

・スマートフォンや携帯電話（ゲームは除く）の使用時間

3時間以上	1〜3時間	1時間未満	しない
10.7	24.7	36.4	27.9

（令和元年度 5・6年生）

みなさん！知っていますか？

「さぬきっ子の約束」

1. 家の人と決めた使用ルールを守ります。
2. 自分も他の人も傷つけない使い方をします。
3. 夜9時までには使用を止めます。

香川県教育委員会・香川県PTA連絡協議会（H27.2作成）

参考② ネット・ゲームの使いすぎによる影響

ゲーム障害（ゲーム依存症）とは　世界保健機関（WHO）が認定した国際疾病（2019）

- ゲームに関する行動がコントロールできなくなる
- ゲーム優先の生活となり、それ以外の楽しみや日常生活に使う時間が減る
- 明らかな問題が起きているにもかかわらずゲームを続ける
- 社会生活や日常生活に重大な支障がある

※Q2の項目が多いほどゲーム障害の疑いがあります

【脳への影響】

ゲームに依存している人の脳では、感情や思考を司る赤色の部分の体積が小さくなっている。過剰なゲームにより萎縮したと考えられる。

Yao et al. Neurosci Biobehav Rev, 2017. より

【スマホ等の利用時間と正答率との関係】（ゲームは除く）

80%　70%　60%　50%

利用なし　1時間以内　1〜2時間　2〜3時間　3〜4時間　4時間以上

令和元年度　香川県学習状況調査より

身体面の影響 例

- 視力が低下する
- 体力が低下する
- 姿勢が悪くなる（ストレートネック、背骨の歪み）
- 睡眠不足により、疲れやすくなる
- 頭痛

生活面の影響 例

- 食事や睡眠が不規則になる
- 遅刻や欠席が増える
- 家族と過ごす時間が減少する
- 暴力を振るったり、物に当たったりしてしまう
- 多額の課金をするようになってしまう

参考③ ネット・ゲームを長く使用してしまう要因

ゲームの要因

- 自分が主人公になれる
- チーム内で自分の役割がある
- 頻繁にアップデートされる
- 競争をあおられる
- イベントが開催される
- ゲーム仲間とつながり、称賛がある

個人の要因

- のめり込みやすい性格
- 現実の生活に悩みがある
- 計画的に行動するのが苦手
- はっきりとした結果を求める
- 心がどこかすっきりしない

環境の要因

- 1人の時間が長い
- 特定のゲームが流行する
- 友だちとの話題が増える
- 家族がネット・ゲームに肯定的である

やめられないもう1つの要因

ゲーム等をして快楽を感じると脳内に大量のドーパミンが出ます。毎日ドーパミンが出ると脳は段々感じにくくなり、より長い時間ゲームをしないと満足できなくなるので、時間のコントロールが難しくなります。

香川県教育委員会が作成した「ネット・ゲーム依存予防対策学習シート」より

考を司る赤色の部分の体積が小さくなっている。過剰なゲームにより萎縮したと考えられる」と説明している。出典は「Yao et al. Neurosci Biobehav Rev, 2017」とある。ネットゲーム障害の脳画像研究の論文だ。英語の原文を読んだ井出さんは、学習シートの説明について「前半部分は引用元の論文の通りだが、後半部分については論文には書かれていない」という。引用元の論文では、ゲーム障害の人は脳の「灰白質」と呼ばれる部分の体積が小さくなっている、つまり神経細胞が減少していることを指摘しているが、その原因がゲームによるものだとは書かれておらず、因果関係については分からないというのが研究者間の評価のようだ。

井出さんは、この「灰白質」の減少の理由について「3つの可能性を考える必要がある」と解説する。1つ目は、香川県の学習シートに記載されているように、ゲームが神経細胞を破壊したという可能性（因果関係）。2つ目は、生まれついてその部分の神経細胞が少ない人がゲーム障害になりやすいという可能性（逆の因果関係）。3つ目は、ゲーム障害と併存する精神障害、例えばADHD（注意欠如・多動症）やうつ病などによって神経細胞が破壊された可能性（第3の要因＝擬似相関）だ。引用元の論文は、ゲーム時間が過度に長いという「行動面の変化」だけではなく、脳における「神経変異」があることを指摘するのが主旨だが、香川県の学習シートはこの論文の画像を使って『過剰なゲームによって脳が萎縮している』と話を書き換えている」と井出さんは批判する。

さらに、引用元の論文の画像では脳の体積が小さくなった部分を「青色」で表示しているが、学習シートでは「赤色」になっている。

「わざわざ色を変えている。邪推かもしれませんが、赤色にしたほうが事態が深刻に見えるからなのかな？　と思ったりもします。こういう何か印象操作のようなことも行われている」

勉強会の最後に、井出さんは「ゲームの時間規制もそうだが、『エセ科学』のようなものが学校教育に入り込んでいくことの恐ろしさみたいなものを感じる」と述べた。

スマホを使いすぎると成績が下がるように〝見える〟グラフに、過剰なゲームで脳が萎縮すると説明するイラスト。因果関係がはっきりしないにもかかわらず、ネットやゲームの使いすぎによる「悪影響」を強調しているように感じるこの学習シート。作成した香川県教育委員会の工代祐司教育長に、定例記者会見で質問をぶつけた。

――科学的根拠が「あやふや」じゃないかという指摘もある中で、かなり断定的に書いているのがすごく気になったんですが、中身について教育長はどのように感じていますか？

「それぞれの資料につきましては、お医者さん、大学の先生の監修、助言をいただきながら作ったものであります。例えば、スマホ等の利用時間と正答率の関係というのは、これは県の調査で出てきたことで、これだからゲーム依存になりますという資料ではないんですよね。しかしながら、こういうデータもありますよということでここに入れさせていただいています。脳への影響というのはなんか……」

工代教育長は、言葉に詰まって、担当の義務教育課長に目をやる。原田智課長がマイクを持ち、代わりに答える。

「これも医師等の専門家の意見を取り入れながら書いたところなんですけど、必ずこうだと言いたいわけではなくて、脳への影響とか具体的な根拠を示しながら児童生徒にネット、ゲームを適正に使ってもらうための1つの例として捉えてもらえたらと思ってますし、先生にもそういった形で指導してもらえたらなと思ってます」

――これを読むだけではそのようには感じられない。そういう注釈がついているわけではなくて。先生の指導というものを前提に作っているということですか？

再び、工代教育長が答える。

「先生方も、こういうような例もあるっちゅうか、こういうことも言われている、いろんなことがある中で……これだから脳のここが悪くなるというような指導はしないと思いますし、そのようにわれわれも指導はしてないと思います」

県教委は、この学習シートを授業でどう使うのかというA4判2枚の「展開例」を作成し、学校に配布している。児童や生徒に対してどう問い掛けるかという「発問例」や留意点、授業時間の配分例などを記載しているが、問題となっている「参考資料」についてはこう書かれている。

実態に応じて、「脳への影響」等の資料を使って下記の内容を補足説明する。

- 使い過ぎると、脳の一部が小さくなる場合があること。
- 上手くしたい気持ちをコントロールして、1時間未満程度使用している人が、一番正答率が高いこと。

・使用時間が1時間以上を超えると正答率が大きく下がること。

脳への影響については、一部が小さくなる「場合がある」としていて、「必ずなる」とは書いていないが、「因果関係については研究者の間で評価が固まっていない」などの注釈はない。学校現場ではこの参考資料をどう扱っているのか。取材に行った高松市立塩江小学校の西川健男教頭に聞いた。

「科学的根拠があるのかどうなのかわれわれが検証する術はありませんので、一般論としてこういうことが大人の世界では言われていると。例えば脳への影響ですとか、ここまではさすがに子どもたちが学問的なことを理解するというのは難しかろうと思いますが、低学年の子でも、ネットやゲームをずっとやってたらボーッとしてしまうとか忘れ物したことがあるとか、日頃の生活の中での実感に結び付けられるようにかみ砕いて指導はしております」

学習シートの作成に携わった香川県教委義務教育課の担当者は、取材に対し「スペースの関係で参考資料に細かい注釈を入れられなかったところはある」と弁明した。また、授業の展開例では「想像力が増す、認知能力や判断力が上がる可能性がある」などのネットやゲームのメリットも紹介するよう書いているとして、一方的にネットやゲームが「悪」だという印象を植え付ける意図を否定した。そして、「今回の学習シートについて頂いた意見を集約し、今後に生かしていきたい」とコメントした。

「違憲訴訟」を提起

20年9月30日午後3時過ぎ、高松地方裁判所の前には、テレビや新聞の記者、カメラマンが少しずつ集まってきていた。歩道の通行の妨げにならないよう気をつけつつ、三脚や脚立による「場所取り」が始まっていた。

この日の「主役」は、予定された時間よりも10分ほど早くその場所に現れた。高松市の高校3年生、渉さん。ゲーム条例は「憲法違反」だとして香川県に損害賠償を求める裁判を、この日高松地裁に起こす。高校の授業が終わった後、午後3時半ごろに代理人弁護士と一緒に訴状を提出するという予定を報道各社に伝えていた。高校の制服ではなくスーツ姿で現れた渉さんを見つけ、声を掛けた。

――いよいよですね。

「そうですね。きのうの夜から緊張が解けないっていうのがあって、あんまり寝られなかったんですけど、こんなにたくさんの記者の方に来ていただいて、本当に注目度の高い訴訟なんだなと思いました」

ゲーム条例に反対する署名を全国から集めて1月に提出。3月に条例案が可決すると、県を相手取った民事裁判を起こすことを決め、5月に訴訟に向けた決意を語ったインタビューが全国ニュースになった。その時点で代理人弁護士は決まり、訴状の骨格はできていたのだが、そこから実際に提訴するまで4カ月以上を要したのには理由があった。

今回の訴訟で原告側は、条例が憲法に違反することに加え、憲法違反であることが明白なのに香川県議会が条例の廃止や改正を怠ったという「立法不作為」も問おうとしていた。このため条例の施行後すぐに提訴するのではなく、約半年間が経過するのを待ったというのが一つ。

もう一つは、訴訟費用をネットで募る「クラウドファンディング」に取り組んだためだ。弁護士費用や、裁判所に提出する意見書の執筆を専門家に依頼する費用の支援を呼び掛けたところ、6月19日から8月22日までの約2カ月で、1844人から612万1500円が集まった。目標に掲げていた500万円は開始からわずか12日間で達成。本人にとっても予想以上の反響だったようだ。当初は「自分の裁判のために他人にお金を支援してもらうのはどうなんだろう」という思いがあったという渉さん。実際にそうしたバッシングの声も届いていたが、それをはるかに上回る応援メッセージが寄せられた。支援した人は香川県民のみならず全国におり、年代は20代から30代が最も多かった。渉さんと同世代の10代の人もいた。

「誹謗中傷もあるんですけど、『絶対に裁判に勝ってほしい』という言葉が大半を占めているので、負けられないし、僕も負ける気はしていないですね。プレッシャーもあるんですけど、託してくれたという気持ちが強いので、そこまで重いものとは感じていないです」

岡山からJRで瀬戸大橋を渡ってやってきた原告の訴訟代理人、作花知志弁護士が合流し、渉さんと2人並んで高松地裁に入る場面を撮影した。作花弁護士は、岡山県弁護士会所属で、女性の再婚禁止期間を巡る違憲訴訟の原告代理人を務めるなど憲法や人権問題に詳しい。ゲーム条例の成立後、「弁護士ドットコムニュース」で条例の違憲性を指摘する作花弁護士のインタビュー記事を読んだ渉さんが「この人なら引き受けてくれるかもしれない」と事務所に連絡を入れ、直接会いに行った。

地裁に訴状を提出後、裁判所近くにあるビルの貸会議室で記者会見が開かれた。冒頭、渉さんがマイクを握り、決意表明する。

「やはりこの条例は、家庭内の決めごとに過度に介入していると思っています。ゲームの時間というのは各家庭がしっかりと決めるべきであって、行政が決めるべきではないと僕は思っています。勝てるのか勝てないのか聞かれることがあるんですけど、負けると思って裁判する人はいないと思うんで。僕の全身全霊を懸けてこの裁判を戦っていきたいなと思います。よろしくお願いします」

そう言って、渉さんは一礼した。

続いて、作花弁護士が訴状の内容について解説した。裁判は、渉さんと母親が原告となり、香川県に対し総額160万円の損害賠償を求めるというもの。「条例は憲法に反する違法なものであり、原告は多大な精神的苦痛を被った」と主張している。

訴状によると、条例が憲法違反だとするポイントは大きく3つ。1つ目は、憲法21条、31条を根拠とする「明確性の原則」についてだ。国民の精神的自由を規制するような法令では、規定が明確でなければどういう行為が許され、どういう行為が許されないのかが分からず、萎縮効果が生じたり、誤って不利益を受けたりするおそれがある。作花弁護士は「そもそも条例の名称にもなっている『ネット・ゲーム依存症』が医学的な根拠を持つ病気なのか自体がはっきりしないなど、この条例には不明確な点が多く、明確性の原則に反する」と主張する。

2つ目が、「地方公共団体は『法律』の範囲内で条例を制定できる」とした憲法94条に違反するという主張だ。

条例制定前の20年2月、日本維新の会の音喜多駿参議院議員は「質問主意書」で、香川県のネット・ゲーム依存症対策条例案についての政府の見解を質した。これに対する答弁書の中で、政府は「ゲーム依存症の発症を防ぐためのゲーム時間の制限に係る有効性及び科学的根拠は承知していない」としている。作花弁護士は言う。

「少なくとも今の段階で、政府はゲーム依存症を防ぐために時間制限をするような法律を作る予定はない。政府にその予定がないところを、香川県だけが条例を作っていいんだろうかというのが憲法94条の問題として出てくる」

そして、3つ目が、ネット・ゲーム依存症の対策に科学的根拠はなく、条例制定の「立法目的」に正当性が認められないこと。仮に認められるとしても、原告の基本的人権を必要以上に制限していて、憲法に違反するという主張だ。具体的には、渉さんが家庭で余暇・レクリエーションの時間をどのように過ごすかを自由に決めることや、eスポーツを楽しむこと、また、母親が子どもに何時間ゲームをさせるか決めることなど、憲法13条で保障された「幸福追求権」や「自己決定権」が条例によって侵害されていると訴えている。

加えて、条例が施行された4月以降、新型コロナ感染拡大による臨時休校や外出自粛要請で、ネットを利用したコミュニケーションがこれまで以上に行われていることも指摘している。

その後の質疑応答では、渉さんが受けた具体的な「権利侵害」、条例制定によってどんな不利益があったかについて質問が出た。裁判でも争点となりそうなポイントだ。

「条例が制定されたことによって、お母さんとゲームやネットの使い方について議論する機会がありまして、強制、罰則規定はないんですけど、守ろうということになりました。僕が夜10時までバイトをしていると、その後、ゲームやインターネットをしたくてもすることができない。香川県の条例があるからこういう状態になってしまっているというのを感じました」

どういう判決を期待しているかについて、渉さんは「違憲判決を出してもらい、そのことによって香川県議会が再度条例を検討して、廃止であったり、もっといい方向に改正するであったりというのを求めている」と述べた。

また、作花弁護士は「全国への影響」について触れた。実は秋田県大館市でも、教育委員会が児童生徒を対象にした「ネット・ゲーム依存症対策条例」の制定に向けて動いていた。香川県同様、平日のオンラインゲームの利用を「原則60分以内」とするなどの素案を取りまとめていたが、5月に香川県で高校生が違憲訴訟の準備を進めていると報じられたことを受け、条例化を「一時凍結」した。

「このように問題が多い条例がこのまま全国に広がっていいのか。ぜひ裁判所には、今後、例えば秋田県でどういう条例を作ればいいのかというモデルを示せるような内容の判決をしてほしいなと思います」

県議会の開会中は知事定例会見が中止となるため、10月12日の会見が提訴後、初めて浜田知事に質問をぶつけられる機会だった。「被告」となった浜田知事は、訴訟について「まだ手元に訴状が届いておらず、その主張内容について詳しく承知していないところでありますが、今後、その内容を確認の上、対応を検討してまいりたいと考えております」と、提訴当日に「紙」で発表したコメントどおりの答弁をし、「憲法の理念や法令上の規定に反したものではないと考えている」「県民の皆さまをネット・ゲーム依存から守るという条例の趣旨について、一層の理解促進に努めてまいりたい」と付け加えた。

言わば「定型」の答えだが、制定の過程から多くの疑問が呈されていた条例が、県民から提訴されるに至ったこと。その原告が「高校生」であることについてどう受け止めるのか、再度質した。

「訴訟だから大変だとか、その逆みたいなことは、特にどちらとも言えないのではないかと思います。高校生が提訴に踏み切ったということにつきましては、提訴された方の属性によって対応が変わるというものではなく、法律に基づいて判断されるべき問題であると考えております」

少し角度を変えた質問をしてみた。

――先ほど、「条例の趣旨について県民の理解促進を」という話がありましたが、知事としては、まだこの条例の趣旨への理解が進んでいないと考えられているということでしょうか?

「理解が進んでいるかどうかという判定的なことをやっているわけではありませんけれども、普及啓発を図っていく必要性があると。それについては取り組んでからまだ時間がそれほど経っておりませんので、これからも進めていく必要があると考えております」

条例の制定前から、そして制定後も批判や疑問の声が収まらない理由について、推進した県議も知事も「趣旨が十分に理解されていない」、言わば「誤解されているからだ」と考えている節があった。

そしてその「断絶」のようなものは、なかなか埋まる気配が感じられなかった。

提訴時の記者会見で渉さんは「この裁判で一番訴えたいこと」について、こう語った。

「香川県が『ゲームは悪だ』というような条例を作っていることに関して、僕としては『ゲームはそんなに悪いものではないんだよ』ということを強く思っています」

第4章 ゲームは〝悪者〟なのか

ゲームクリエイターが見た条例

「10代の頃、ゲームと映画にハマってなかったら、わりと自分が保てなかった気もしてます。僕の親はそういうのを取り上げない親だったからよかったけど、ゲームや映画に救われる感じがなかったら、『生きよう』って思えなかったかもしれない」

大ヒットゲーム作家へのオンラインインタビュー。ふいに「生死」に関わる言葉が飛び出し、メモを取る私の手は止まった。

ゲーム制作に携わっているクリエイターたちが香川県のゲーム条例についてどう感じているのか取材を進めていた。

条例の第11条では、インターネットやゲーム関連の事業者に対し「著しく性的感情を刺激し、甚だしく粗暴性を助長し、又は射幸性が高いオンラインゲームの課金システム等により依存症を進行させる等子どもの福祉を阻害するおそれがあるものについて自主的な規制に努める」ことなどを求めている。香川県議会は「あくまでも自主的な取り組みを求めるもので、表現の自由や経済活動の自由などを侵害するものではない」としているが、条文の文言はなかなか強烈だ。ゲームに対する嫌悪感とは言わないまでも、強い警戒感のようなものがにじんでいる。そもそも依存症との関連が不明な「性的感情」や「粗暴性」が出てくるのも唐突な印象だ。

条例の素案が公表された時から、ネット上ではゲーム業界の人による意見表明が多く見られた。素案に対するパブリックコメントは、香川県民に加えて第11条に規定するネットやゲーム関連の事業者も送ることができ、計71の個人・団体から意見が寄せられた。

そうしたネット上の意見やパブコメに目を通すと、条例によるある種の「レッテル貼り」への反発はもちろんあるものの、感情的にならず、冷静に問題点を指摘するものが多かった。ゲーム条例に対する様々な意見の中で、新たな視点や気づきを与えてくれたゲームクリエイター2人を取材した。

1人目は、ゲーム作家の米光一成さん。国民的な人気を誇るパズルゲーム『ぷよぷよ』の監督・脚本・企画を担当した「生みの親」として知られる。『はぁって言うゲーム』『あいうえバトル』などアナログゲームも手掛け、デジタルハリウッド大学の教授を務めている。

米光さんは、ゲーム条例施行直後の2020年4月8日、ウェブニュースメディア『QJ Web(クイック・ジャパン ウェブ)』に「『香川県ゲーム規制条例』は、数の暴力によるゴリ押しで進んだ悪夢だ」という記事を執筆した。条例の理念や可決までの過程を紹介しつつ、ゲームのよい面を理解せずに規制しようとする香川県議会の姿勢に警鐘を鳴らす内容だ。この中で私が特に印象に残ったのが次の一節だ。

「ゲーム」は悪でもない。善でもない。
包丁が使い方によって善にも悪にもなるように、ゲームも使い方次第だ。
「どのように使うことで悪影響を及ぼす危険性が高くなるのか」ということは、製作者側も真剣に考え検討していくべきだし、それ以外の専門家の協力も得たい。
ぼくが心を痛めているのは、ゲームを遊ぶことを悪だと大ざっぱに決めつけることだ。
その大ざっぱさで、「ゲームに夢中になってしまう子ども」を傷つけてしまうことだ。

米光さんに取材を申し込み、オンラインでインタビューを行った。米光さんはまず、香川県が条例によって対策しようとしている「ネット・ゲーム依存症」なるものについて「2つに分けて考えるべきだ」と指摘する。

「ゲームが大好きで遊んでいる子どもを親御さんが見て、『ずっとやってる』とか『もっと勉強してくれればいいのに』って心配になるのはめちゃめちゃ分かるんですよ。ただ、親が心配するレベルのものと、もう社会生活的ににっちもさっちもいかなくなって、本人もやめたいのにやめられないみたいになっている状態の2つを一緒くたにしちゃうと話がややこしくなると思ってます」

米光さんは、「本当に困っている人」を助けることは必要だとしながらも、この条例は、親が心配している「ゲームに夢中になっている子ども」に対する規制にしか見えないと話す。

いわゆる「ゲーム依存」は、19年、WHOの国際疾病分類の最新版「ICD－11」に「Gaming Disorder（ゲーム障害、ゲーム症）」が収載されたことで注目度が高まった。だが、この「ICD－11」ではゲーム障害の「除外項目」の1つに「Hazardous Gaming（仮訳：ゲームの危ない遊び方）」を挙げ、区別するよう求めている。「ゲームの危ない遊び方」は、「障害」や「疾病」ではなく「健康行動にかかわる問題」として運動不足や不適切な食事習慣などと並んで記載されている。「ネット・ゲーム依存症対策」と銘打った香川県の条例は、この「ゲーム障害」と「ゲームの危ない遊び方」を明確に区別して考えられてはいないようだ。

「逆に僕は、なんでこの条例をあんなにも推し進めたかったのかの理由、真意を聞きたい」

突然の逆質問に私が一瞬言葉を詰まらせると、米光さんはそのまま推論を続ける。

「『子どもがゲームをしすぎて勉強をしない』『ゲームを深夜までやって起きてこない』『ゲームを取り上げると子どもが怒る』。そんな親御さんの苛立ちとか不安とかに合わせると、たくさんの支持を得られるからだと推論するしかない。

ただ、ことさらあおるように大げさに言って何かを動かすように見えてしまうので、そこはすごく危惧していて。それこそ『買い物依存症』を防ぐために、1日2万円以上の買い物禁止みたいなことになりかねないし、親子の絆や信頼感の醸成が阻害される懸念から子どもを保育所に預けるのを禁止、とか言いかねない。結局、いろんな不安を使っていろんなことを禁止していくような流れになると怖いなって思っています」

——本来、行政がやることは「禁止」の方向じゃなくて、不安に思っている人たちに寄り添うことですよね。

「そうですね。条例で禁止されることによってつらいと思う子どももいると思うんです。僕が学生の頃に香川に住んでいて、もちろん絶対禁止とかじゃないから無視して遊んでたと思うんですけど、でもそれがちょっとした罪悪感になったりとか、遊びづらくなったりしていたら……」

ここで、米光さんは本章の冒頭で紹介した自身の10代の頃の話につなげた。

「10代の頃に『スター・ウォーズ』の1を見て、『あ、これ3部作なんだ。じゃあ3部見るまでは生きよう』と思えたことや、『ロードランナー』みたいな面白いゲームがあって、ここからゲームってどんどん面白くなるんだなと思ったことが生きる支えになっていたので、それを罪悪感に変えるようなことはしないでほしいですね」

もう1人取材をしたのが岩本翔さん。フリーランスのサウンドプログラマーとしてゲーム会社で働く傍ら、個人でゲーム開発も行っている。スクウェア・エニックス在籍中に開発した「インタラクティブミュージック」の制御システムは『ファイナルファンタジー15（以下FF15）』などに採用され、ゲーム開発者の技術面の功績を称える「CEDEC AWARDS 2017」のサウンド部門にノミネートされるなど高い評価を受けている。

インタラクティブとは「相互に作用する」とか「双方向の」といった意味で、ゲームではプレイヤーの操作やゲームの状況に応じて音楽を動的に変化させることができる。例えばFF15では、チョコボ（ダチョウのような姿形をしたＦＦシリーズのマスコットキャラクター）に騎乗した際、歩いて移動しているときはフルートが主体のゆったりとしたＢＧＭが流れ、走るとバイオリン主体で打楽器を織り交ぜた疾走感のあるアレンジに変化する、といった具合だ。私はゲームと音楽の関係性について解説する岩本さんの連載記事を読み、プレイヤーがゲームの世界に没入する裏には、言われなければ気づかないような小さな工夫の積み重ねがあることを知り感銘を受けた。

そんな岩本さんは、香川県のゲーム条例の素案公表後の20年1月17日と23日、メディアプラットフォーム『ｎｏｔｅ』に、条例案の問題点を指摘する記事を立て続けに投稿している。「あまりにもゲームを乱暴にまとめた議論が飛び交っている」として論点を整理する内容で、非常に示唆に富んでいる。オンラインでのインタビューを申し込んだが、聞かれてその場で答えるのではなく「正確な記述がしたい」という要望を受け、私の質問にメールで回答してもらう形で取材をした。インタビューの場合と同様、カギ括弧内は岩本さんのメール本文の引用（句読点や漢字表記などを一部改訂）とし、その他の部分は読者が理解しやすいよう適宜、要約や内容の補足を行っている。

まず質問したのは、ゲーム制作者として、ユーザーの「依存」についてどう考えているかということだ。かつてのコンピュータゲームは、ソフトを購入して、クリアすれば終わりというものが多かった。一方、ネットとつながったオンラインゲームは、定期的にアップデートが行われ、新たなイベントやアイテムが追加されたり、連続してログインするとボーナスポイントが与えられたりするなど、「より依存しやすくなった」とも指摘されている。ゲームの作り手側は、できるだけ長く「ハマってもらう」仕掛けをどの程度重視しているのだろうか？

この問いに対し岩本さんは、プレイヤーに「単に長くハマってほしいとは思っていない」と言う。『ハマる』という言葉には、『抜け出せない』というイメージがあります。しかし、実際のところ、人は必ず飽きます。違法薬物のような物質依存とは根本的に異なる性質です。『あのゲームが面白くてハマった』といっても、それは大抵の場合、クリアするまで熱中したとか、友達と競っている間は熱中した、という意味の、ある限られた時間においての特別な体験であって、どれだけ面白くても、大好きでも、ゲームはいつか必ず飽きられます。

自分がゲームを作る場合でも、ほんの数分、数秒でさえ、何の説明も受けていないプレイヤーにゲームを続けてもらって仕組みを理解してもらうのは、とても大変です。ありとあらゆる工夫を尽くした結果、プレイヤーがまるで自分で思いついたかのようにゲームを操作してくれると、プレイヤーと心が通じ合ったようで何よりも深く感動します。

『ハマり続けて抜け出せなくなるゲーム』などというものはゲームを作ったことがない人の幻想でしかなく、普通はゲームをクリアするまでのせいぜい数時間から数十時間、長いものでも続編や次のアップデートを作るまでの間プレイヤーに愛し続けていただけるように、との考え方が一般的なのかと思います。ゲーム制作者が最も重視しているのは、ハマった結果として『記憶に残る』とか『感動する』といったところではないでしょうか」

ゲーム制作者であると同時に「ゲーマー」でもある岩本さん。中でも、対戦型アクションシューティングゲーム『スプラトゥーン』シリーズは累計で4000時間近くプレイするほどハマり、一時期はWHOが規定する「ゲームの危ない遊び方」に近い状態だったと自覚しているという。岩本さんはゲームを通じた自身の意識の変化とゲーム自体の進化によって、そこから抜け出すことができ、今ではかなり「良い関係」に落ち着いたそうだ。

『スプラトゥーン』は、「ヒト状態」のときにインクを撃って地面を塗り、広げた陣地を「イカ状態」になって泳ぎ、「塗り」によって変化する陣形を活かして戦うという戦略性の高いゲームだ。15年に任天堂がWii U用のゲームソフトとして発売。その後、17年に『2』、22年9月に『3』がともにニンテンドースイッチで発売されている。オンライン対戦では、勝敗により上下する「ウデマエ」という指標があり、ウデマエの近いプレイヤー同士がマッチングされる「レーティングシステム」が導入されている。

岩本さんによると、初代（以下、『1』）の頃はこのレーティングシステムが未成熟で、適切なマッチングができないアルゴリズムになっていたことで、上位層の中で熾烈な争いが起こっていた。岩本さんが編集長を務めた同人誌『ゲームデザインの魔導書02　ゲーティア』では、『スプラトゥーン』にハマりすぎた3人による鼎談が掲載され、岩本さんは次のように語っている。

特にストレスになるのが、いわゆる「S落ち」した時。「ウデマエS＋」というのはウデマエの大きなくくりの中では最高なので、その中にいる時は満足感があるんですが、1000時間もプレイしているような自分の周りはほとんどがS＋。しかし、S＋同士のガチマッチで負けが続くとそのうち「ウデマエS」に落ちてしまいます。Sに落ちたことは他人からも見えてしまうので、

「このままだとフレンドに顔向けできないからS＋に戻すまでやらないと」という、内的じゃなく外的な、質の悪いモチベーションだけでプレイしていて、極端に言うと「もうやめたいのにフレンドの存在のせいでやめられない」という感覚に陥っていました。

これが『2』では、レーティングシステムが整備され、上位層で勝つとさらなる上位層と適切にマッチングするようになり、勝率は自分の実力帯でだいたい5割に落ち着くことになった。また、1カ月ごとに「ウデマエ」のリセットが行われることで、区切りがつけやすいシステムも導入された。

演出面でも、『1』のときは負けたときのリザルト（結果）画面のBGMが悔しい気持ちを増幅させるような曲調だったが、『2』では「次から頑張ろう」という感じの優しい曲調に変化したという。

『3』ではさらにキャラクターのファッションや二つ名（「無敵の切りこみ隊長」「シャイな食いしん坊」など「〇〇な△△」のように2単語を組み合わせた呼び名）などの自己表現の幅が大幅に広がった。競技の勝ち負け以外の楽しみ方の多様性が生まれ、「ゲームの危ない遊び方」に陥ってしまうようなストイックな側面には無理に誘導されない仕組みに進化している。

加えて、岩本さん自身が、負けてイライラするとプレイに悪影響を及ぼして連敗するという「負の連鎖」が起こることを経験的に学んだこともあり、「『1』の頃と比べると『やめたくてもやめられない』のではなく、『やりたくてやっている』時間が圧倒的に多く、プレイ体験は非常に良いものだった」と振り返る。

「ゲーマーとしてもゲーム制作者としても『本当は他のことがやりたいと思っているのに惰性で続け

てしまう』のは避けたい・避けてほしいわけです。そうすると結局ゲームを嫌いになってしまう・ゲームが嫌われてしまうわけなので」

そして、どのようなシステムが「やめたい」と思ったプレイヤーにすらやめられないと思わせてしまうのか？　どのように作れば、「やっていて良かった」という気持ちで長く遊んでもらえるのか？といった「建設的な議論」をゲーム開発者、プレイヤー、行政や研究機関が行うことは社会福祉、ゲーム文化双方のために重要ではないかと訴える。

一方で、香川県のゲーム条例を巡っては「建設的な議論の出発点にすら到達していない」と語る。岩本さんが最も違和感を覚えたのは、条例の議論の中で「ゲーム」が何やら1つの「ゲームというもの」として扱われていること。「ゲームという芸術形式はあまりにも多様であり、問題として捉えうるシステムはごく一部であるにもかかわらず一律に規制をしようとするのは、まるで薬物依存を引き起こす違法な薬物が一部に存在するので、全ての薬を一律に規制するような愚行だ」と指摘する。

「対象をかなり限定しなければ有効な規制も研究も不可能です。『ゲーム』をやったら一般にこうなります、という研究がナンセンスであることはあまりにも明白です。『薬』を与えたら一般にこうなります、という研究が成り立つはずはありませんよね？　それは『何の薬ですか？　それによって効果が違うのは当たり前じゃないですか』と言われるに違いありません。ゲームの場合『どんなシステムのゲームですか？　それをどのように遊んでいるんですか？　ゲーム以外の環境はどうなっていますか？』が出発点であり、ゲーム条例が『ネット・ゲーム』などとさらに主語を大きくしているのは建設的な議論の出発点にすら到達していません」

施行1年、国との温度差

21年4月の「条例施行1年」にあわせ、成果と課題を検証するニュース特集を放送すべく取材に取り掛かった。まずは、条例の対象となる児童生徒、そして保護者の意識や行動に変化はあったのか。高松市の商店街で街頭インタビューを行った。

中学1年生の女子生徒と母親。スマートフォンやゲームをどれくらい使っているか聞くと、返ってきた答えは「ずっと」。ＹｏｕＴｕｂｅ視聴やスマホアプリでのゲームが多いとのこと。

──1日何時間くらい？

「寝るまでしてます」

──どうしてやめられない？

「ずっと見て、かっこいいなとか思ったり。どんどん新しいのが更新されてるんで、それでやめられません」

──香川県にネット・ゲーム依存症対策条例っていうのができたのは知ってる？

「あぁ、なんか先生が言ってました」

条例では、家庭でスマホやゲームの使用に関するルールを作り、遵守させることを保護者に求めているが、母親は「特にルールは作っていない」と言う。

「『これで終わりね』とは言うんですけど、そこから本人がやめるまでには時間がかかったりするので……悩むところです」

――条例についてはどう思います？

「全国的にも有名になってきてるんで、広まっていけばいいなとは思います」

――条例ができたことでよくなったことは？

「うーん……すぐには難しいかなと思います」

ジャージ姿の男子高校生2人組にも声を掛けた。

――スマホやゲームはどれくらいしてますか？

「1日5～6時間、ついつい触っちゃいますね」

「部活とかが結構多いので、やっても2時間くらいですね」

2人とも「家庭でのルールは特に決めていない」という。条例については知っていたが、その効力には懐疑的だった。

「あれって守る人いるのかな？　って思ったことはありますね」

「条例を出しても、守る人はあんまり多くはないとは思います」

別の女子中学生の母親も「条例ができたことで家庭に変化はない」と話す。

「今どきの子はみんなインスタグラムだったりを触ってるので、全部遮断しちゃうと人間関係とかあるので、ほどほどに、という感じ。条例があったほうが子どもも規制されていいのかなとは思います」

また、女子高校生と男子小学生の母親は、条例について「香川県独自というのはすごいとは思うんですけど、全国的に香川県だけが言われてて、どうして香川県だけ？　っていうのはある」と疑問も呈した。

3月8日の県議会文教厚生委員会では、香川県教育委員会が前年9月から10月にかけて行った児童生徒の「スマートフォン等の利用に関する調査」の速報値が報告された。14年度、17年度に続く3回目の実施だが、今回は、県がネット・ゲーム依存の実態に関する調査を行うことを定めた条例第20条に基づくものだ。香川県内の小学4〜6年生と中学生、高校生、特別支援学校高等部の生徒、計4881人を抽出して行った。

結果を見ると、スマホ等の平日1日当たりの利用時間は小・中・高校生ともに3年前の調査と比べて「3時間以上」の割合は減ったものの、「1時間以上3時間未満」の割合は増えた（小学生：38・6％→45・7％、中学生：45・0％→51・9％、高校生：50・3％→57・5％）。

そして、ネット・ゲームの「依存傾向」に関する調査。「ネットに夢中になっていると感じる」「使い始めに思っていたよりも長い時間ネットを利用している」など8つのチェック項目中、5つ以上が当てはまり「注意が必要」とされる割合は、中学生が3年前に3・4％だったのが6・3％に、高校生が2・9％から4・6％に増えていた。小学生には今回初めてこの質問を行ったので3年前との増減の比較はないが、4・2％が「注意が必要」とされた。

条例の施行後、スマホ等の利用時間は増え、ネット・ゲームの依存傾向もやや強まる結果となった。委員会で調査結果を説明した工代祐司教育長は20年春からの「新型コロナウイルスの感染拡大」を理由に挙げた。

「学校の臨時休業や外出自粛、学習の遅れを解消するための夏季休業の短縮など異例尽くしの年でしたが、条例の施行や、ネット・ゲーム依存予防対策学習シートを活用した取り組みを実施したこと等により、臨時休業等の影響はある程度抑えられたのではないかと考えています」

条例案を議員提案した際に代表で提案理由を述べた氏家孝志議員は、教育長の報告を受けて「特に休業期間中でもう少し影響が出ているのかと思ったのですが、多少増えたものの、一定程度抑えられているということは、条例を作ってよかったとわれわれも思っています」と感想を述べた。

世界中を襲った新型コロナ禍。WHOとアメリカなどのゲーム関連事業者は、20年3月、外出自粛や感染症予防を促すため、ゲームプレイを推奨する「#PlayApartTogether（離れて一緒に遊ぼう）」キャンペーンを行った。香川県のゲーム条例施行と新型コロナ感染拡大のタイミングがちょうど重なったため、単純に条例の効果を測定するのは難しい。ただ、条例がない他の都道府県の状況と比較もせずに「影響はある程度抑えられた」と評価するのは「我田引水」ではないか。多くの生徒や保護者が「条例ができたからと言って特に変化はない」と語っていた街頭での反応とも食い違う。

条例施行初年度、県と県教委は、この実態調査や、すでに紹介した「依存予防対策学習シート」のほか、医療提供体制の充実を図るため「依存回復プログラム」の作成にも取り組んだ。『iSwing』と題した当事者向けと支援者向けの2種類の冊子で、久里浜医療センターの樋口進氏が監修。県内の精神科や心療内科、小児科、行政の相談窓口などに700部を配布した。当事者向けの冊子は、心理療法の1つである「認知行動療法」を活用し、当事者が自分でネットやゲームの利用についてコントロールできるようになる状態を目指すワークブック。支援者向けの冊子は、医療従事者や学校関係者、家族が当事者とどのような関係を築いていくべきかなどを記したマニュアルだ。香川県障害福祉課の担当者は、その狙いについてこう語る。

「小児科の医師から『ゲームのしすぎで困っている子がいる』という話を聞いたりもするので、早期に専門の医療機関につなぐとか、また、精神科の病院の中でもゲーム依存の治療に取り組んでみようかなとなって診られる病院が増えるとか、そういったことを期待しています」

21年度の当初予算には、早期啓発のための乳幼児の保護者向けリーフレットや中学生の保護者を対象にした啓発冊子の作成、ネット・ゲーム依存に陥った子どもを持つ家族を対象にした「家族教室」開催などの新たな取り組みを含め、ネット・ゲーム依存対策事業費949万円余りが盛り込まれた。

ゲーム条例の成果を検証する上で見ておかなければならないのが「国の動き」だ。条例の第8条は〈国との連携等〉として、「県が国に対して法整備や医療提供体制の充実、適切な予防対策の策定・実施などを求めること」を定めている。香川県議会の検討委員会で委員長を務めた大山一郎議員は、全国に先駆けて条例を制定する狙いとして「国の法整備に向けた議論を加速させること」を挙げていた。

香川県は毎年6月ごろ、知事や議長らが国の府省を回り、次年度の政府予算等に関する政策提案や要望活動を行っている。20年は、新型コロナ禍の影響で府や省には要望書を送り、四国財務局など県内にある出先機関を知事らが訪問した。県は、「子ども・若者のネット・ゲーム依存症対策」を最重要項目の1つとし、国に対して総合的な対策と人材育成などを求めた。

これに対し、国のネット・ゲーム依存対策への動きは決して積極的とは言えない。

21年3月16日の参議院内閣委員会では、自民党の山田太郎議員が「ゲーム、ネット、スマホ依存」について取り上げた。

「ゲーム、ネット、スマホ依存の原因というのは何なのか、これが分かっているのか。これ厚労省さんだと思います。教えてください」

答弁に立ったのは、厚生労働省障害保健福祉部の赤澤公省部長。

「ゲーム依存、ネット依存、スマホ依存についての発症のメカニズムは、現時点で確立した科学的知見は承知しておりません」

山田議員はさらに「科学的根拠のある治療法、予防法があるのか」を問う。

「現時点で治療、予防に関する確立した科学的根拠、科学的知見は承知しておりません。今後、これらの発症のメカニズム等の解明につながるよう、さらなる研究により科学的知見の集積を図る必要があると考えております」

山田議員は、規制の槍玉にあげられるマンガ、アニメ、ゲームなども含めた「表現の自由」を守ることを掲げて活動。香川県のゲーム条例についても「依存症の原因が分からない中、関係ない子どもを含めて予防措置のように制限するのは、ゲームをする権利、自由を奪い、子どもたちの可能性をつぶしかねない」と批判していた(『毎日新聞 政治プレミア』20年6月3日)。委員会質疑で「依存の原因や治療、予防に関する確立した科学的根拠はまだない」という厚生労働省の言質を取ると、国の取り組みについて釘を刺した。

「厚労省さんはどちらかというとこの件について冷静でありまして、科学的根拠、生活習慣なのか病気なのかはこれ相当やらないといけないと思っていますが、どちらかというと文科省さんは独自にどんどん定義をしてしまっているというきらいがありますので。ぜひ文科省さんのほうもあまり先走らず、しっかり冷静に対処していただきたいと思います」

国は20年2月、ゲーム依存症対策に関係する国の府省庁と医療機関、ゲーム関連業界などによる連絡会議を立ち上げ、21年3月26日に2回目の会議を開いた。ただ、この連絡会議について、事務局を置く厚生労働省は「課題や対策の情報共有の場であり、具体的な法整備などが念頭にあるわけではない」としている。

東京都の小池百合子知事は、香川県でゲーム条例が成立した直後の記者会見で、「香川の先進的な事例がいろいろな意味で参考になるのではないか」「どういう効果をもたらしてくるのか、関心を持って注視したい」と述べていた。

それから約11カ月後、21年2月24日の東京都議会の代表質問でネットやゲームの適正な利用についての見解を求められると、香川の条例には追随しない考えを明らかにした。

「インターネット、ゲーム依存への対策といたしまして、都は、冷静に情報を見極めまして、都民に情報を提供していくことが必要と考えておりまして、科学的根拠に基づかない内容で、条例による一律の時間制限などを行うことは考えておりません」

そして、啓発講座や相談窓口を設けて対応するなど、子どもや保護者の自主性を尊重して事業を推進していくと述べた。

制定前、パブコメでも「科学的根拠のなさ」が指摘されていた香川県の条例。施行1年が経過しても、全国的な動きにはつながっていないようだ。3月29日、知事定例会見で浜田恵造知事に質問をぶつけた。

――現在、国では「ネット・ゲーム依存症の治療、予防に関する確立した科学的知見は承知していない」としています。香川県だけが突出して対策を進めているような感じもありますが、どうお考えでしょうか？

「決してそのような孤立して突出しているということはないと思っております。国の答弁については、私も承知しておりますけれども、依存症が広がるのを放置してよいということでは全くないと思っております」

「香川が、ゲームを取り戻す」

私は18年の秋から、実名でツイッターの発信をしている。ちょうど管理職から現場に復帰するタイミングで、個人としての発信力やつながりを強めたいという思いからだ。投稿はあくまでも所属組織とは関係がない「個人の見解」だと断った上で、大好きなノンフィクション書籍やドキュメンタリー番組の感想、日常で感じたことをつぶやいたり、自分が取材したニュースをシェアしたりしている。

また、他の人の投稿から情報や知見を得て、それが取材のきっかけやヒントになることもしばしばあった。ゲーム条例について本格的に取材を始めた20年3月以降は条例に関心を持つゲームクリエイターや研究者などをフォローし、自分のタイムラインにゲーム関連の話題が表示されることが多くなっていた。

21年6月、ある投稿が目に留まった。

香川が、ゲームを取り戻す

高松市中心部の商店街で7月10日に開かれる「eスポーツイベント」の告知の投稿だった。CGアニメのプロモーション動画では、こんなコピーも使われていた。

ゲームは1日1時間　そんなの物足りないから
この現実を　この日常を　ゲームにしてしまおう

「取り戻す」という言葉の裏には「奪われた」が隠れている。香川県のゲーム条例の存在を意識した、もっと言えば、条例に対する挑戦的なキャッチコピーだと感じた。条例の素案にあった「ゲームの利用は1日60分まで」という時間制限は「家庭でのルールづくりの目安」と修正され、罰則もないのだが、ネット上では「60分たったら香川県民は強制終了」「香川県ではeスポーツの大会は開けない」

などと揶揄されることもあった。現役高校生が裁判という手段で条例に異を唱えていたが、それとはまた別の形での「抗議」なのだろうか。

イベント名は「Sanuki X Game（サヌキ・エックス・ゲーム）」。主催は、「S.X.G」なる団体のようだが、ツイッター上ではその構成メンバーがよく分からず、ひとまずダイレクトメッセージで取材したい旨を連絡した。

返信してくれたのは、団体の中心メンバーで、企画担当の渡辺大さん（34）。メッセージの冒頭は、前年9月に高松市で行われたゲーム制作イベント「最強ゲームジャム」を後輩記者が取材したことに対する御礼だった。小・中学生とゲームクリエイターらが一緒になって即興でオリジナルゲームのプログラミングに取り組むという催しで、渡辺さんはその主催団体「讃岐GameN」の代表を務めていた。小さい頃からゲームが好きで、高校時代にはレーシングゲームで全国大会入賞を果たすほど熱中。「将来、ゲームに携わる仕事がしたい」と思っていたものの、当時周囲に同じような思いを持つ人はいなかった。その後、精神科医となって高松市内の病院に勤務する傍ら、17年にゲーム制作者らで讃岐GameNを立ち上げた。「最強ゲームジャム」のニュースでは、「ゲームを仕事にしたい」という夢が周りの人たちに理解されなかった自身の経験から「（ゲーム制作を）一緒にやる仲間がいる、この人たちはやり続けているんだっていうのが見えることが、子どもたちが夢に向かって歩き続けていく力になるんじゃないか」とインタビューで語っていた。

「S.X.G」のメンバーは、渡辺さんのほか、ゲーム制作者、学生、商店街の店主ら、10代から40代の15人。「ゲーム愛好家らで作る団体」と紹介することは避けてほしいと要望があった。「単にゲーム好きによる、ゲーム好きのためのイベントにはしたくないんです」という。

イベント当日の7月10日。会場となる南新町、常磐町、田町の3つの商店街の店舗やイベントスペースを活用し、eスポーツの対戦イベントやゲームの展示、トークショーなどが催され、まさに街全体が「ゲームの楽しさ」を感じられる空間となっていた。

3つの商店街の結節点にあたる「南部3町ドーム」近くの広場には、親子連れの長い行列ができていた。順番が回ってきた子どもに「網」が手渡される。高松東魚市場の協力で、プールの中にいるアジやハギ、ウナギなどを捕まえるというコーナーだ。子どもたちは、プールの周りをぐるぐると回りながら、移動する魚の群れの中にタイミングよく網を差し入れる。捕まえた魚は持ち帰ることができるとあって、「ウナギ」を狙うようリクエストする親もいたが、にょろにょろと不規則な動きをするため難易度は高い。なんとか魚を捕ることができたら、網を持ってボードの前で記念撮影。「あつ森」の愛称で大ヒットしたゲーム『あつまれ どうぶつの森』さながら、吹き出し形のボードには「サカナをすくった！　きょうの晩ごはん！」というセリフが書かれている。

香川県内の高等専門学校、大学、専門学校によるオリジナルゲームの展示・体験コーナーもにぎわっていた。学生たちが普段作っているゲームを持ち寄って発表する、さながら「ゲームの学園祭」のようだ。制作意欲の高い学生が集まれば、優秀な人材を採用したいゲーム企業も興味を持ち、企業から人が来ることで社会人クリエイターも注目する、という好循環を狙っていた。ゲーム企業3社からゲストを招いた合同座談会も企画され、ゲーム開発に興味を持つ学生たちが「業界に入るためにはどんな進路を歩めばよいか」などを質問していた。もし渡辺さんの高校時代に香川でこんなイベントが催されていれば、彼はゲーム関係の仕事に進んでいたかもしれない。

展示・体験コーナーでは、香川県民にはおなじみ、うどんの「湯切り」を活用したユニークなゲームがあった。題して『うどんで行列！　妖怪昇天街』。画面上の商店街に現れた妖怪に向かって、コントローラー代わりの湯切り用のざる「てぼ」を振ると出てくる「うどん」を食べさせ、昇天させるというシューティングゲームの一種だ。タイミングよく「てぼ」が振れないとハンバーガーが出てくるなど趣向を凝らしている。

このゲームは香川大学、香川高専、高松商業高校の学生、生徒3人が協力し、Ｕｎｉｔｙというゲームエンジンを使って制作した。3人ともゲーム制作は初心者で、「Ｓ．Ｘ．Ｇ」のメンバーに教わりながら、約2カ月かけて完成させた。子どもはもちろん、引率の保護者も、童心に戻って「てぼ」を振っていた。少し列が途切れたタイミングで3人に話を聞いた。

「え、こんなに人が来るの？　って驚きました」

「達成感がすごいですね。小さい子から大人の方まで楽しんでいただけたのでよかったと思います」

「自分の作ったもので遊んでもらって、反応をもらえるというのはすごくいい機会だと思いました」

メンバーは口々に達成感や充実感を語った。香川高専2年の女子学生は、県外出身で、ちょうど進学で香川県に来るタイミングでゲーム条例が施行された。もともとゲームが大好きだったため、報道で条例のことを知ったときは「どうしよう？」と思ったが、入学後、特に影響はなかったそうだ。

「個人的にはゲームにそんなに悪影響はないと思っていて。ゲームでも頭を使ったり体を動かしたりできるので。ただ、このイベントがこんなに大きな反応を得られたのは、条例のおかげっていうのはありますね」

商店街の様々な場所で行われているイベントをいくつクリアできるかを競うチャレンジもあった。制限時間は「59分59秒」。もちろん、条例を意識したものだ。ただ、注目を集めた「香川が、ゲームを取り戻す」というキャッチコピーも含めて「決して対立構造をあおるつもりはない」と渡辺さんは話す。

「あの条例の良し悪しみたいな部分でずっと戦うんじゃなくて。こっちからも『むしろ一緒に話し合いましょう』みたいな。条例ができて終わりにしないために、あの条例で僕らはどんなことを思ったのか、どんなことを考えたのかを行動にして出していく。本当はどんな話をしたかったのかみたいなことを自分たちの側から発信していきたいなと、そんな思いですね」

特徴的だったのが、ゲームとの向き合い方を考えてもらおうと、ゲーム依存の専門医や当事者らが意見を交わすトークイベントだ。イベント名は「海野先生、ゲーム依存症ってなんですか?」。ネット・ゲーム依存の専門外来を設けている高松市の三光病院の海野順院長がゲームの依存状態に陥るメカニズムや対策について解説した。

この中で、どんな予防戦略がオンラインゲーマーたちに受け入れられやすいかを調べたアンケートの結果が紹介された。「学校ベースのメディア教育」や「健全なゲーム使用に関するガイドライン」など多くの戦略については、7割から8割の人が支持し、抵抗なく受け入れているという。ところが……

「注目すべきは、一番評判が悪かったのが『ゲームに関する時間制限を義務付ける政策』というので、92％が反対なんですよね。日本のどこかの県でゲーム条例というのができましたけど」

会場から笑いが起きる。

「これは当然反対の声が出てきても仕方ない、ゲーム好きの方に最も反発を買う方法だったんですよね。ただ、条例の中ではその部分ではなくて、各関係機関が裾野を広げて、重なり合うようにネット・ゲーム依存に関する相談に答えていく社会の仕組みづくりが大切だというのが本質だと僕は思っています」

海野院長は、「社会全体での依存対策への取り組み」や「関係機関の連携」の重要性を強調。依存症の当事者が社会から孤立してしまうのが一番懸念されることだと、条例の意義を訴えた。

トークイベントでは、ネット・ゲーム依存から回復中の当事者で、自助グループの運営や啓発活動を行っている白水宗一さんも登壇し、自身の経験を語った。これまでに3万時間ほどゲームに費やしてきたという白水さん。高校生活がうまくいかず、ストレスのやり場がゲームになっていた当時、家族が自分を治療するためいろいろな病院に連れて行こうとして関係が悪化したと振り返る。

「当時、僕が家族にしてほしかったのは、僕から『依存症』というレッテルを外して扱うこと。いろんな心配の声かけの裏に『依存症の僕』というのが見え隠れする。それに僕は腹が立ったし、寂しい気持ちになったし、家族の中で自分がダメな存在と思われるという気持ちがあった」

ゲームの魅力を発信するイベントは各地で開かれているが、そのマイナス面とも言える「依存」の問題を同時に取り上げるのは非常に珍しいように思う。海野院長にオファーを出し、企画を実現させた渡辺さんは、その意図をこう語る。

「好きなものを守りたいから好きなことだけ言っているというわけじゃなくて、ちゃんと依存の問題も自分たちでスポットを当てて、自分たちで学んでいく。今政治に携わっている人たち側からの『こういうルールはどうや』っていうのに対して『それはダメ』って言うんだったら、じゃあどうしていくつもりなの？　という答えを出す。そこまでやらないと、『香川が、ゲームを取り戻す』じゃないけど、僕たちゲームに親しんでいる世代にハンドリングを取り戻させるということは言い切れないんじゃないか」

「香川が、ゲームを取り戻す」というキャッチコピーは団体の若手メンバーが考えた。内部から異論も出たが、若い人たちの思いを尊重することになったという。実際に私もツイッターでこのコピーに目が留まって取材しようと思ったわけで、人々の関心を集めるきっかけになったことは間違いない。参加した人からは「反ゲーム条例的なイベントかと思ったら、とてもバランスが取れていた」と感心する声も聞かれた。

渡辺さんはゲーム条例の制定によって、良い意味でも悪い意味でも話題になった香川県だからこその「上昇気流がある」と考えていた。

「ゲーム条例ができたことで、ゲームをどう扱うかみたいなことに関して、ゲーム好きな人だけでなく街のみんなと話しやすい空気になった。一見『ゲームに一番不自由な香川県』なんだけど、実は『みんなでゲームと街のことを一番考えている香川県』みたいな。ゲームで街を盛り上げていくっていうか、ゲームと暮らしが融合した街っていうのに僕らが最初に到達するんだっていう、そういうストーリーを描けるんじゃないか」

1年後の22年7月に開かれた2回目の「Ｓａｎｕｋｉ Ｘ Ｇａｍｅ」のキャッチコピーは「プレイ、ミライ。」商店街の中央に畳を敷き、アナログゲームを楽しめるコーナーも新たに設けた。作りたいのは、ただのゲームの「祭り」ではなく、ゲームと暮らしが融合した未来について、思いを巡らし、語り合い、プレイする場所。今後も年に1回の恒例イベントにしていくつもりだという。

eスポーツ部とチームドクター

いまや世界の競技人口は1億人を超えるとされるｅスポーツ。「エレクトロニック・スポーツ」の略称で、対戦型のコンピュータゲームで勝敗を競うものだ。スポーツに野球やサッカーといった種目があるのと同様、ｅスポーツにも、シューティングや格闘、パズルゲーム、そして、チームを組んで相手の拠点を奪うＭＯＢＡ（マルチプレイヤー・オンライン・バトル・アリーナ）と呼ばれるものなどのジャンルに分かれている。一般社団法人日本ｅスポーツ連合によると、21年のｅスポーツの国内市場規模は78・4億円で、3年前の約1・6倍となった。20年からの新型コロナ感染拡大の影響で成長率はやや鈍化したものの、今後はコロナ禍の落ち着きにより国内外の大型競技大会の再開が見込まれ、25年には約１８０億円まで成長すると予測されている（『日本ｅスポーツ白書２０２２／角川アスキー総合研究所』）。

そんな中、香川県のゲーム条例では、第8条〈国との連携等〉の2項で「県は、国に対し、ｅスポーツの活性化が子どものネット・ゲーム依存症につながることのないよう慎重に取り組むとともに、必要な施策を講ずるよう求める」と定めている。条例の素案に対するパブコメでは、この条文について「時代に逆行している」「香川県におけるeスポーツの発展やその活用による地域活性化を妨げる」「eスポーツがネット・ゲーム依存症の原因であるという科学的根拠がない」といった意見が寄せられていた。

部活動にeスポーツを採用する高校も増えているが、学校や生徒は「依存」の問題をどうとらえているのだろうか。全国的にも珍しくeスポーツ部に「チームドクター」を置き、生徒の健康管理や依存対策に取り組んでいる高校があると聞き、取材に向かった。

岡山県北西部、新見市にある私立岡山県共生高校。1950年、自立する近代女性の養成を目的として開設された「裁縫塾」を母体とし、女子校時代を経て96年に男女共学となった。普通科の4コースをあわせて1学年の定員は80人だ。

校舎に近づくと目に飛び込んでくるのが「全国高校eスポーツ選手権決勝大会出場　eスポーツ部」という大きな懸垂幕。eスポーツ部は、2014年に発足した「同好会」が前身で、18年秋に「部」に昇格。翌年、全国高校eスポーツ選手権の第1回大会で準優勝を果たし、強豪校としてその名が知れ渡った。22年4月時点で部員は男女51人。高校には寮もあり、eスポーツ部に入るため四国や九州から進学してきた生徒もいる。

顧問の柴原健太教諭と、池田勝宣教諭が校舎2階にある第1情報室へ案内してくれた。ずらりと並んだパソコンにマスク姿の部員たちが向かう。カチャカチャと響くキーボードの音。時折、近くの席にいる部員と言葉を交わしてはいるが、わいわい楽しくゲームをする、というよりは真剣な空気が流れていた。

取り組んでいたのは、オンラインゲーム『リーグ・オブ・レジェンド（ＬｏＬ）』。世界でも人気の「ＭＯＢＡ」のゲームで、五人一組で行う陣取りゲームのようなもの。メンバーの役割分担やフォーメーションなどの戦略が勝負の鍵を握るという。普段どんなことを考えながら練習しているのか、２年生の男子部員２人に尋ねた。

「チームゲームなので、コミュニケーションを大事にしてますね。あと、メンタルとかも大事で、試合にめちゃめちゃ影響してくるので、そういうところも考えながらやってます」

――メンタルってどうやって鍛えていくの？

「数をやるしかないですね」

「試合をこなしていく中で、その状況に慣れていくしかないと思います」

多くの実戦経験を重ね、状況に応じた判断力などを鍛えていくという点では、サッカーやテニスなどのスポーツと変わりはないのだろう。大会で他の高校と対戦すると自分たちの成長や足りない部分をより感じられ、それがまた日々の練習にも生かされるそうだ。

「最近で言うと、自分たちが勝っている状況でも試合がどうしても長引いてしまうというのが課題で、どういうふうにやったら試合を早く終わらせられるかというのを練習していますね」

ゲームというと「遊び」のように見られることはないか？　と問うと「自分はプロになるという夢

があって、それに向かって本気で努力をしているんで」ときっぱり。まさに「アスリート」と呼ぶのがふさわしい面持ちだった。

校舎1階、もともとは校長室だった部屋を改造したという部室の壁には「ゲーム好きからeスポーツアスリートへ」というチームのスローガンが書かれた額縁が飾られている。また、「明るく挨拶をする」「時間を守る」「道具を大切にする」「片付けをし、周りを清潔に保つ」「身だしなみに気をつける」という5つの心得も張り出されていた。顧問の柴原教諭は言う。

「自分の好きなゲームを、好きな時に好きなだけするというのは『ゲーム好き』だと思うんです。本校はeスポーツ『部』ということですので、気分が乗らない時であったり、自分がしたくないタイトルであったり、自分がしたいポジションじゃなくても、部で勝利するためにはその役割をこなすということが大事になってくる」

そんな共生高校eスポーツ部が大会での成績に加えて全国から注目を集めているのが「チームドクター」の存在だ。プロスポーツクラブや部活動のチームドクターというと、練習や試合中の選手のけがに対応する整形外科系の医師をイメージするが、共生高校のチームドクターは「依存症」の専門家だ。

岡山大学大学院医歯学総合研究科の神田秀幸教授。長年、酒やたばこなどの依存症予防の研究に取り組んできた。19年8月に岡山大学に着任。これまで培ってきた予防医学の知識やノウハウを岡山の地で生かせないかと考えていたところ、共生高校のeスポーツ部の存在を知って自らアプローチした。ちょうど高校側もゲームの競技力向上だけではなく、部員の健康管理を行う必要性を感じていたため、双方の思いが一致。20年4月からeスポーツ部のチームドクターの委嘱を受けた。

神田教授は、月に1回程度、高校を訪問して部員たちの健康面の聞き取りや助言、指導を行っている。22年3月、年に2回の「フィジカル計測会」が行われるタイミングで取材をさせてもらった。この日は、神田教授のほか、スポーツ科学を専門とする島根大学人間科学部の宮崎亮准教授が訪れ、生徒一人ひとりの筋肉や脂肪の量、体の成分などを測定していく。前回の計測会の時からどのように変化したかが分かるようデータを蓄積していて、神田教授は測定結果を見て生徒たちに声を掛ける。

「これ以上体重を落とさんことやね。これくらいを目標にしてください」

「ちゃんと食べてね。あと、上下のバランスも悪いから上半身を鍛えて。腕立てとかして」

神田教授によると、eスポーツ部の生徒は他の運動部の生徒に比べて身体活動量が少ないため、極端に細いかぽっちゃりしているかの二極化が見られるという。また、長時間画面に向かうため、目や手首、腰などに負担がかかるのも特徴だ。神田教授はプレイ中の生徒たちの様子を観察していて、ほとんどまばたきをしていないことに驚いたそうだ。そこで、ストレッチやマッサージの方法、定期的に目を休めることを指導したり、週に1度トレーニングの時間を設けたりしている。神田教授の指導を受けるようになって、手首や腰の痛みを訴える生徒は激減し、「集中力が高まった」という声もある。

「今までゲームが中心の生活をしていて、リアルで体を動かすという楽しみや喜びを知らなかった子たちが、筋トレやスポーツを推奨すると喜んでやってくれますね。実際、体重が10キロ落ちたって子もいますので」

身体面だけではなく、生活やメンタル面のコンディションの把握も行っている。神田教授は依存状態に陥らないためには「やるべきことをおろそかにしない」ことが大切だと話す。生徒たちから睡眠時間や食事の状況などを聞き取るほか、学校の提出物や成績などの情報も顧問の先生たちと共有し、「ドクターストップもあり得る」と生徒たちに伝えている。

月に1度、神田教授が高校を訪れる日には、希望する生徒との個別面談の時間を設けている。岡山県内出身で寮生活を送っている1年生の男子生徒との面談の場に許可を得て同席させてもらった。白衣を羽織った神田教授がアクリルパネルを挟んで生徒と向き合い、質問を繰り出す。口調はやわらかい。

「朝、起きるのはギリギリ?」

「寮を出ないといけない時間が8時25分で、(8時)10分くらいまでギリギリまで寝てます」

この男子生徒は「起立性調節障害」という自立神経の機能不全のため、中学生の頃は朝、頭痛がしたりなかなか起きられなかったりするのに苦しんでいた。

「入学当初に比べたらだいぶ良くなったと思いますね」

「そうだね。遅刻することはない?」

「ないです」

「すごいじゃん。ちゃんと遅刻せずに行けてるんだもん」

面談の終了後、神田教授は生徒の成長をうれしそうに語った。

「当初は朝、学校に来るのがつらいっていう子が、学校に来るのを1つの目標にして生活のリズムをつける。そしてeスポーツ部の中で役割を持ち、その役割を果たすっていう目的を持って生活してるっていうのが成長を感じるところです」

この男子生徒に限らず、eスポーツ部の部員の中には不登校やいじめなど様々な背景を持った生徒もいるが、高校で同じゲームを頑張る仲間がこの部活に集まり、自分の居場所や役割を見出すことで自己肯定感につながっている事例を目の当たりにしてきたそうだ。

「ゲームは悪者だ」という見方について神田教授は、かつて「読むと馬鹿になる」と言われた漫画が我が国を代表する文化になったのと同じく、eスポーツも「黎明期」にあるととらえている。そして、今後文化として根付かせるためにも、高校野球に球数制限や給水時間が設けられたように「健康管理の指針」づくりが必要だと考えている。

「野球でいう投げ込みをして肩を壊すみたいな話で、ゲームについても、野放しな状態はやはりよろしくない。といって何か厳しく○か×かのラインを引くというのもよくなくて。予防として必要なライン、『eスポーツ健康ガイドライン』のようなものを整える」

神田教授は、一時点で無作為にアンケートを配って回収するというのではなく、チームドクターとしてeスポーツ部に継続的に関わることで、1年生で入部した生徒が3年後に卒業するまでにどんな変化をしているかの追跡調査を行っている。

「データを集めて、ここでの結果が全国で言えるかどうかを証明した上で、健康を守りながらeスポーツを行うというような流れを考えているところです」

本章では、議会や行政の動きに止まらず、ゲームクリエイターやeスポーツイベント、学校、医療関係者へと取材範囲を広げた。ゲームを愛する人、ゲームによって救われた人たちという、言わば条例を作った側とは逆方向からの視点を求めての取材だったが、決して「逆」というわけではなかった。条例に対する感情的な批判や対立の構図ではなく、「ゲーム依存」というものの実態を踏まえた上で具体的な対策を検討する、より「俯瞰的な」議論がそこにはあった。取材を通じて新たに気づかされることも多く、私自身の認識がアップデートされていく感覚だった。

香川県議会でもゲームを敵視するのではなく、多様な意見を取り入れ、もっと深い議論ができていれば、また違った条例になったのではないかと思う。いや、条例ができてからでも遅くはないはずだ。だがこの後、私に突き付けられたのは、かたくななまでに「アップデートを拒む」議会と県の姿だった。

第5章
問われる条例の是非

条例を巡る2つの裁判

「香川県のゲーム条例は憲法違反だ」として、現役高校生と母親が県を相手取って損害賠償を求めた裁判は2020年12月に始まった。全国的な注目を集めた条例を巡る裁判とあって、12月22日の第1回口頭弁論期日には傍聴のための「整理券」が配られた。平日の午前にもかかわらず、高松地方裁判所の建物に沿って長い列ができた。高松地裁の民事裁判で整理券が配られるのは20年度では初めて。新型コロナウイルスの感染対策として傍聴人の「密」を避けるため80席ある一般傍聴席が36に減らされていて、40人が整理券を受け取り、抽選が行われた。

開廷前、傍聴に訪れた人たちに声を掛けた。高松市のＩＴ関係の会社に勤める男性は、制定前からこの条例に注目していたという。

「僕も1人の親ですので、この裁判を通じて香川県の考え方を知りたい。ましてや1人の少年が悩んで裁判という形で行動を起こしたので、その行方を見守りたいなという思いで傍聴に来ました」

放課後児童クラブで児童支援員をしている女性は、注目している点として「裁判所がこの条例に対してどこが違法でどこが合法だという線引きをするかと、裁判が何年くらいかかるか」を挙げた。そして、原告となった高校生の渉さんへの思いも語った。

「高校生にいろんなものを背負わせているのが不甲斐ない。裁判を見届けなければという気持ちです」

渉さんは、9月に訴状を提出した時と同じくスーツ姿で、赤紫のネクタイと黒いマスクを着けて法廷に現れた。最初に報道用の2分間の法廷内撮影が行われる。原告席には渉さんと代理人の作花知志弁護士。対面する被告席には、前列に香川県の代理人弁護士3人、後列に県と議会事務局の職員4人が座った。審理を担当するのは、天野智子裁判長、深見菜有子、三好瑛理華裁判官の3人。全員が女性だ。ちなみに、条例案を可決した時点の香川県議会議員41人のうち女性は2人。条例検討委員会の委員員14人は全員が男性で、平均年齢は約58歳だった。憲法判断に裁判官の性別は関係ないが、男性中心の議員たちが作った条例について、裁判官は率直にどう感じているのか聞いてみたい……そんなことを思っているうちに撮影の2分間は終わり、天野裁判長が開廷を告げた。

民事裁判の口頭弁論は、提出された書面の確認と次回以降のスケジュール決定が中心だ。刑事裁判と違って短時間で終わり、私も入社間もない頃に初めて民事裁判を傍聴取材した際はいったい何が行われているのか分からず、面食らった。

「訴状、陳述。それから、被告側答弁書、陳述」

天野裁判長が少し早口に裁判を進行する。「陳述」と言っても実際に書面の中身を法廷で読み上げはしないのだが、手続き上は裁判官が「陳述」と告げることで、法廷内で主張したということになる。

被告の香川県側は、答弁書の中で「原告らの請求をいずれも棄却する」ことを求め、全面的に争う姿勢を示した。原告側の請求に対する認否や反論、つまり被告側の具体的な主張については追って準備書面を提出するとした。その上で、「求釈明」で「条例が規定する責務は『努力目標』や『目安』に過ぎないことは明らかであるのに、原告側が何らかの被害を被ったかのような主張をしている」と指摘し、条例によって受けた不利益などを具体的に明らかにすることなどを原告側に求めた。試合開始のゴングが鳴り、まずは軽く「ジャブ」を打ってきたといった感じだろうか。

閉廷後、原告の渉さんに裁判が始まったことに対する感想を尋ねた。

「やっとこの場に立てたというのが感想ですかね。傍聴に来る人は少ないだろうなと思ってたんですけど多かったですし、香川県のみならず全国でこの条例に対して問題意識がある方がたくさんいるんだなというのは肌で感じました」

21年6月14日に開かれた第3回口頭弁論で、被告の香川県側が第1、第2準備書面を陳述し、訴状に対する具体的な反論を行った。被告側の主張の「柱」は大きく2つ。①条例制定の必要性、いわゆる「立法事実」が存在すること。そして、②条例が原告の渉さんと母親の権利を侵害していないということだ。

まず、①立法事実について、原告側は「ネット・ゲーム依存症」という「病気」は存在せず、条例には科学的根拠がないと指摘していた。これに対し被告側は「ネット・ゲーム依存症やそれに類する概念については医学的には確たる定義がなく、専門的な議論が続けられているが、過度のネット・ゲーム使用は問題を引き起こす可能性があり、青少年はその影響を受けやすいという点では、世界的に一般の合意が得られている」と主張。そして、複数の医学文献を挙げ、治療や予防の必要性を裏付ける事実や一定の科学的根拠は存在するとした。

②原告の権利侵害については、スマートフォンやゲームの利用時間は家庭内の話し合いの際の「目安」を定めたに過ぎず、条例が規定する保護者の責務も「努力目標」であり、条例は原告をはじめとする香川県民の利益を何ら侵害していないことは明らかだとした。

さらに、原告らが「条例を遵守していない」という主張も展開した。証拠として提出したのは、インターネット・ニュースサイト『ねとらぼ』が条例制定前の20年3月4日に公開した渉さんへのインタビュー記事だ。

――もしもこの条例が、プレイ時間制限を含むこの内容のまま可決されたら、渉さんはどうしますか？

僕は一切守りません。可決されたら、全国各地のゲームイベントにお願いするなどして反対署名を集めるつもりです。

そして、被告側は、訴状の中で原告側が「条例18条2項に規定されている時間の範囲内だけゲームやスマートフォンを使って良いことに決めることを余儀なくされた」と主張しているにもかかわらず、条例が施行された4月1日以降、家庭での話し合いの際の「目安」として挙げている午後10時以降、確認できただけでも合計15回、渉さんがiPhoneを利用してツイッターで発信していることを指摘した。これに対し、原告側は『ねとらぼ』の取材は条例の素案が修正される前に行われたもので、「一切守りません」というのは「この内容のままで可決されたら」という条件下の発言だと反論。「家庭でのルールづくりの目安」に修正された以上、守ることにしたのだと主張したが、被告側は「虚偽の主張だ」としている。

続く21年9月15日の第4回口頭弁論。原告側は、香川県が配布したリーフレットには「努力目標」であることは明示されておらず、条例は県民に「義務規定」であるという印象を与える目的で作られたと主張。また、検討委員会の委員を務めた県議の1人が「あえて条例で時間の規制を書くことはインパクトがあり、注意喚起になる」と記したSNSの投稿も証拠として提出した。原告代理人の作花弁護士は、裁判後の記者会見で「ある意味、県民をだまそうとしている。『条例になったんだから義務なんだろう』と思わせておいて守らせようとしている」と話した。

条例の「立法事実、科学的根拠の有無」と、「原告の権利が侵害されたかどうか」という大きく2つの争点で原告側と被告側が応酬を繰り広げる中、この裁判を巡って新たな動きが起きた。「住民監査請求」だ。

住民監査請求は、地方公共団体の違法または不当な財務会計上の行為について、住民が監査委員に対し、是正などの措置を求めるもの。21年8月、ゲーム条例の違憲訴訟で香川県が負担する「弁護士費用」を巡って、県民5人が住民監査請求を行った。

その中心メンバーとなったのが、高松市の松崎光成さん（65）。大阪府立高校で社会科の教員をしていて、16年に定年退職後、故郷である高松市にUターンした。17年、香川県議6人がドイツやスイスなどへの視察中、昼間から飲酒をしたり観光を楽しんだりする様子が民放で全国放送され、大きな批判を集めた。松崎さんは「市民オンブズ香川」と連携し、この視察を含む4件の海外視察費用について、県を相手取って県議らに返還させるよう求める住民訴訟を起こしていた。

今回、住民監査請求の対象としたのが、香川県が訴訟代理人に支払う弁護士費用だ。渉さんと母親が県にあわせて160万円の損害賠償を求めた裁判で、被告の県は顧問弁護士に加え、東京と愛知の弁護士に代理人を委任している。弁護士との契約書によると、着手金は1人当たり53万9000円で、あわせて161万7000円。訴訟終了後に別途、報酬金を支払うとしている。また、情報公開請求で入手した資料によると、21年5月までに、打ち合わせや口頭弁論への出廷のため、東京と愛知の弁護士に交通費と宿泊費、5回であわせて36万円あまりを実費で支払っている。

監査請求は「賠償請求額を超える着手金の支払い、および報酬金支払いの合意は県の裁量を逸脱濫用した違法・不当なもの」だとして、監査委員に対し、知事に返還請求や支払い差し止めなどの措置を講じるよう勧告することを求める内容だ。

賠償請求額が160万円なのに、弁護士費用が160万円以上かかっている、と聞くと一瞬「ムダ使い」のように思えなくもない。ただ、謝罪や名誉回復を目的とした裁判で、金目当てではないことを示すためにあえて慰謝料1円を請求する、いわゆる「1円訴訟」もある中で、この論理を突き詰めると弁護士費用を使うこと自体が不当ということになり、自治体が裁判を受けられなくなってしまう。

監査請求書の提出後、香川県政記者室で行われた記者会見では、請求自体に「無理があるのではないか」という質問も出た。

「われわれの正直な気持ちを言うと、憲法違反の条例のためにお金を使うことは1円であろうとも許したくない」

松崎さんは、スマホやゲームの使用時間制限を盛り込んだ素案が出た時点からこの条例に疑問を感じ、県民として何かアクションを起こせないかと考えていた。そんな中、この弁護士費用に着目したという。1人当たりの着手金の算定根拠に加え、3人もの弁護士に委任する必要性はあったのか。それも、県の顧問弁護士以外の2人は、東京と愛知の弁護士だ。

香川県が県外の弁護士に委任したのは、20年5月、香川県弁護士会が「条例は憲法に違反するおそれがある」として廃止を求める会長声明を出していたためだ。松崎さんは「弁護士会長声明の時点で、条例の廃止もしくは大幅な改正を行うべきだったのにそれをやらずに、結局弁護士費用がかかるようなことになった」と指摘した。

この住民監査請求について、香川県弁護士会に所属する弁護士の1人に見解を問うと、「厳しい憲法論争になることを考えると、着手金の金額は決して高額とは言えず、妥当ではないか」と話した。一方で、「内容も制定過程も粗雑な条例を作ったために本来は必要がないコストがかかっている」と皮肉交じりに言い放った。

9月、香川県の監査委員は、「裁判の争点が多岐にわたることや、勝訴により条例の有効性が確保

される など県が得る有形無形の利益は大きいことから着手金の額を算定した」という県側の説明には合理性があるなどとして請求を棄却した。

松崎さんらはこれを受け、10月16日に「住民訴訟」に踏み切った。香川県を相手取って弁護士費用の返還と支出差し止めを求めるものだ。原告は住民監査請求をした県民5人。松崎さんのほか、高松市議会・市民派改革ネットの太田安由美議員、ITエンジニアの岸本充裕さん（45）、残りの2人は匿名を希望した。松崎さんが訴訟の意義を語る。

「違憲訴訟の原告である10代の渉さんだけに重荷を負わせるわけにはいかないというので、30代から65歳の僕までが立ち上がったという感じです」

1つの条例を巡って2つの別の裁判が同時に進むというのは異例だ。訴状を読むと既視感のある内容が多く出てきた。2つの裁判ともに代理人を務めるのは作花弁護士。住民訴訟では、条例制定前後で憲法違反や科学的根拠がないことなどが指摘されていたのに着手金を支出したのは「違法」だと主張していて、渉さんの「違憲訴訟」と内容が重なる部分が多くあるのだ。2つの裁判を同時並行で進める狙いについて作花弁護士に問うた。

「両方の主張が重なっている部分もあるんですけど、住民訴訟はあくまでも『税金の使い方裁判』ですので、5人の方の権利侵害は関係ない。ゆえに、法令判断がやりやすい」

先に起こされた渉さんの裁判は、憲法違反の条例によって原告の権利が侵害されたことによる損害賠償を求めるという形をとっている。このため条例の対象となっている18歳未満の子どもと保護者が原告になる必要があるし、権利侵害の有無が争点になっている。一方、住民訴訟は、あくまでも県の

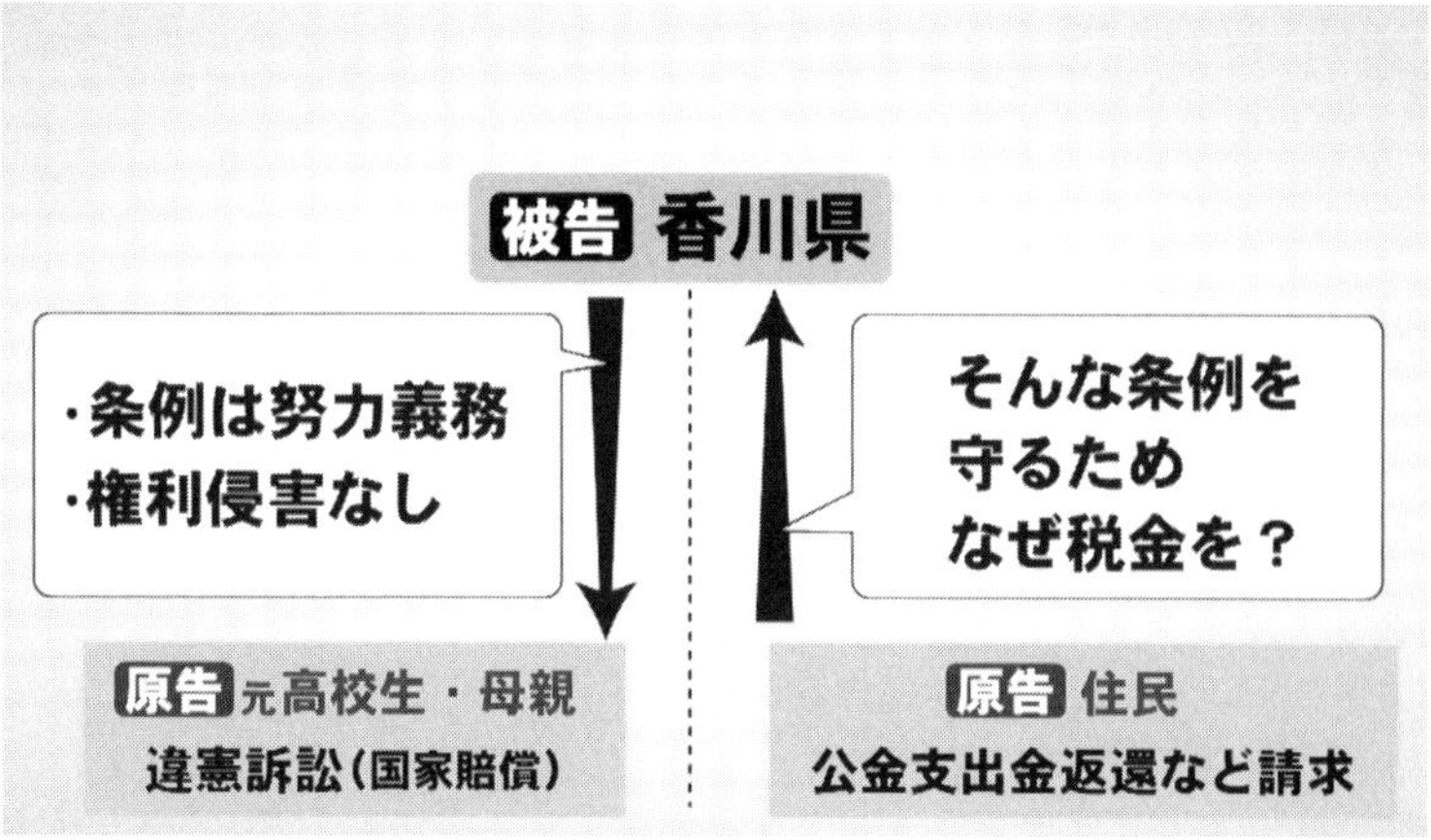

ゲーム条例を巡る２つの裁判の関係を示す「模式図」

税金の使い方が問われるもので、原告が条例によって権利を侵害されているかは関係ない。

また、違憲訴訟で被告の香川県は「条例は『努力義務』であり、権利の侵害はない」と主張しているが、住民訴訟で作花弁護士は「そうであれば、そんな条例を守るためなぜ多額の税金を使わなければならないのか」と主張する方針だ。

「片方の香川県の主張がもう一方の有利な証拠に使える。両方の訴訟にとって効果があるんじゃないか」

住民訴訟が起こされた日のニュースでは、２つの裁判がどういう関係にあるのかを視覚的に分かりやすく伝えるため、原告側の主張を「模式図」にして報じた。すると、ツイッターではこの図とともに予想以上にニュースが広く拡散され、違憲訴訟の提訴以来、１年以上ぶりに「ゲーム条例」というワードがトレンド入りした。興味深かったのが、「県が条例は努力義務だと主張すれば、そんな条例を守るために税金を使うのか」と主張する原告側の戦略を「ハメ技（格闘ゲームで、一度それが入ったらもう抜け出すことができずに勝敗が決定してしまう技）」や「コンボ（連続攻撃の組み合わせ）」「罠カード」などとゲーム用語でたとえた投稿が多く見られたことだ。制定から約1年半が経過し、風化していてもおかしくはない中、いまだに多くの人がこの条例に関心を抱いていることを感じさせられた一幕だった。

提訴後の記者会見で作花弁護士は、異例とも言える2つ目の裁判が起こされたことについて「条例に対する怒りの表れではないか」と分析した。

「今回のゲーム条例の内容もそうだし、強引な制定のやり方に香川県民の皆さんが怒っている。県民を何だと思ってるんだという怒りがこれだけ多くの方が声を上げた原因じゃないかと。ゲーム条例がある限りは当然裁判というのは続く、また別の裁判が起きる可能性だってあると思います」

ゲーム障害勉強会

裁判で争点の1つになっている「ネット・ゲーム依存症」の科学的根拠。国のレベルでも、ネットやゲームの依存問題についての知識を深め、共有しようという動きが出てきた。自民党の山田太郎参議院議員らが21年12月に立ち上げた「ゲーム障害勉強会」だ。厚労省、文科省、経産省、内閣府、消費者庁、警察庁という関係府省庁の職員が出席し、月に1回程度、ゲストの専門家から最新の研究成果などを聞くというものだ。

20年3月、文科省が高校生向けの教材として作成した『行動嗜癖《しへき》を知っていますか？』というパンフレットの草案で、「ゲーム依存」をパチンコなどの「ギャンブル依存」と同列に扱い、その危険性を啓発しようとしていたことが物議をかもした。山田議員らが「科学的根拠に基づかない内容だ」と抗議し、ゲーム依存についての内容は削除された。この出来事をきっかけに、山田議員は「行政機関がゲームイコール悪とか、すぐ依存症になると誤解させるようなことを流布したり、無根拠に治療・予防と称した取り組みを広げたりするのはよくない」と、この勉強会を立ち上げることにした。大阪大学非常勤講師の井出草平さんがアドバイザーを務める。

第1回の勉強会では、井出さんが総論・基礎概念について講義を行い、「ゲーム障害は病気なのか」がテーマの1つになった。WHOは19年、疾病などの国際統計分類の最新版、「ICD－11」に「Gaming Disorder（ゲーム障害）」を初めて収載した。ゲームに関する行動がコントロールできない、生活に支障が生じてもゲームを続けたりエスカレートさせたりするなどの症状が少なくとも12カ月以上継続している状態、と定義している。これが日本では「ゲーム依存症が『病気』と認定された」と大きく報じられ、香川県議会が条例制定を進めるきっかけの1つになったことは本書でもすでに紹介した。

井出さんは、この「disorder」は日本語では「障害」にあたり、illness（病気）やdisease（疾病）とは違う、とした上で、山田事務所を通じてWHOに問い合わせた結果、「Gaming Disorderが『病気』であるという言い回しは不適当である」という回答を得たことを紹介した。

出席していた厚労省の担当者は、22年1月に「ICD－11」が発効後、5年間の移行期間があり、日本でもこれに準拠した統計基準の告示改正に向けた作業を進めていくこと、また「Gaming

Disorder」の和訳を正式に決める際には「disorder（障害）」であることが分かるような表現を目指すことを明らかにした。一方で、これが「病気ではない」と明言することは避けた。

「困っておられる方を支援するという観点から、健康保険は傷病でないと給付されませんので、傷病という概念の中に入っていくということも必要であろうと思います。例えば覚醒剤の依存は、不法行為だから給付されないという意見もあった中、『病気』だと認知いただくことで支援の対象になっていったような経緯もございますので。より政策が進む方向、支援が進む方向で取り扱わせていただくことについても、ご理解をたまわりたい」

山田議員が問う。

「そうすると、いわゆるゲーム依存症というのは病気として扱っていこうとしているのか？　そこははっきりしたほうがいいと思うんですよ。国民の税金にも関わることですし」

「現時点で何か厚生労働省として方針を決めているということではないと思っています」

これに対し、井出さんは「病気」という不正確な記述をわざわざ使うべきではないと提言した。

「『病気』と言うと、治療につながりやすいというのは重々理解しておりますが、それよりも何か『ゲームをすれば病気だ』と言われる副作用のほうが強いというふうに個人的には考えているわけです。そういう誤解を招くような表現でなくても支援につなげられるのではないかと思ってるんですね」

ゲーム障害勉強会を主催する山田議員に取材を申し込み、国の法律に先駆けて制定された香川県のゲーム条例について聞いた。物議をかもした第18条の「使用時間の目安」以外にも問題がある条文が多いという。

まず、条例では第2条で「ネット・ゲーム依存症」について「ネット・ゲームにのめり込むことにより、日常生活又は社会生活に支障が生じている状態をいう」と独自に定義しているが、山田議員は「かなり無理がある」と指摘する。

「精神障害が発生していなくても、のめり込むだけで『依存症』なのか。そんなことを言ったら、野球少年が野球にのめり込んでいるとか、本を読むのが大好きな子もいたりすると思うんですよ。それを依存症と呼ぶのかというと、それは違うと思うので」

さらに、次の2つの条文。

第4条〈県の責務〉

4 県は、子どもをネット・ゲーム依存症に陥らせないために屋外での運動、遊び等の重要性に対する親子の理解を深め、健康及び体力づくりの推進に努めるとともに、市町との連携により、子どもが安心して活動できる場所を確保し、さまざまな体験活動や地域の人との交流活動を促進する。

第6条〈保護者の責務〉

2 保護者は、乳幼児期から、子どもと向き合う時間を大切にし、子どもの安心感を守り、安定した愛着を育むとともに、学校等と連携して、子どもがネット・ゲーム依存症にならないよう努めなければならない。

「私も外遊びとか、屋外での運動というのが重要だってのは分かるんですが、ゲームと対比されるものでは決してない。子どもと向き合う時間のほうがゲームをさせるより大事なのだというのは個々の家庭だったりとか、価値観の問題でもあったりする。

条例を作った人たちの意図が『ゲームばかりやっている子どもっていうのはだめになっちゃうじゃないか』ということであれば、教育的配慮として議論すればいいのであって、依存症の問題と結びつけてしまうのはちょっと無理がある」

さらに山田議員は、「教育的な立場としてゲームとの付き合い方をどうすればいいかという指針だというなら分かるが、スタートはゲーム依存症をなくすという話がうたわれていた。全体として整合性があるものなのかというのは問われる」と話す。そして、この条例が何にどれだけ効果があったのか、そもそも守られているのかどうかも含め検証されるべきだと指摘した。

「教育の関係者だったりとか、医療関係者、あるいは子どもたちもそう。そういう生の声をちゃんと拾っていく。政策を作った人たちっていうのは、どうしても無謬《むびゅう》性じゃないですけど、やった政策には自信を持っているでしょうし、どうしても成功だったと言いたくなりますから。検証をぜひ第三者の方々にしていただきつつ、その結果を発信していただくことが重要だと思います」

施行2年の「見直し条項」

香川県のゲーム条例では、「附則」（法令の付随的な事項を定めた部分）で、次のように定められている。

〈施行期日〉
1　この条例は、令和2年4月1日から施行する。
〈検討〉
2　この条例の規定については、この条例の施行後2年を目途として、この条例の施行状況等を勘案し、検討が加えられ、必要があると認められるときは、その結果に基づいて必要な措置が講ぜられるものとする。

2は、いわゆる「見直し条項」や「検討条項」と呼ばれる規定だ。参議院法制局のホームページで若手・中堅職員の有志が法律の仕組みや用語、豆知識などを紹介する『法律の［窓］』のコーナーでは、「見直し条項」についてこう解説している。

その法律の制定時に積み残した課題やあるいは将来の状況の変化に対し、立法措置も含め適切な対応をとることを確保するために設けられる規定です。

与野党が対立する法案に妥協の産物として設けられる場合もあり、政府提出法案に対する国会での修正で設けられる場合もあります。


制定前から大きな議論を呼び、制定後も疑問の声がやまないゲーム条例。施行から2年にあたる22年4月を目途に、県や県議会はどんな対応を見せるのか注目していた。

施行2年まで半年を切った、21年11月。県議会が条例の見直しに動き出す「呼び水」にしようと、高松市の男性2人が議会に陳情書を提出した。ＩＴエンジニア、野中康生さん（28）と岸本充裕さん。求めたのは、条例の附則に基づき、施行後2年の「検討を始めること」だ。

香川県弁護士会は20年5月、憲法が保障する「自己決定権」を侵害するおそれがあるなどとして、条例の廃止と第18条2項の即時削除を求める会長声明を出している。陳情した野中さんらは、「法律の専門家集団が廃止を求めるほどこの条例には法的な問題があり得るわけなので、議会、知事部局、教育委員会がそれぞれ再検討し、意見のすり合わせをすべき」と主張。また、条例内で52回も使われている「ネット・ゲーム依存症」という用語について、科学的根拠がないにもかかわらず、確立した病気の名称だと誤解されるとして、法令用語として適格、適切なのか検討するよう求めた。

「ネットやゲームを絶対的な悪とみなすというふうにもとらえられますので、『ネット・ゲーム依存症』という文言はしっかり削除してほしいと思っています」

11月定例議会最終日の12月14日、この陳情についての採決が行われた。共産党議員団の秋山時貞議員は陳情を「採択すべき」という立場で討論した。

「科学的根拠に基づかない対策は逆効果になりはしないか。また国民・県民が多くの疑義を唱えているものについてそれは本当に適切なのか。こうしたものをしっかり検討していくことは本条例を作った県議会の責務です」

だが、その後行われた採決では、共産党議員団、自民党議員会、かがわ立憲みらい（21年4月に「リベラル香川」が会派名を変更）の3会派の議員16人を除く賛成多数で陳情を「不採択」。条例見直しに向けた検討は「始めない」という結論になった。陳情を行った野中さんも議会を傍聴したが、不採択の理由は明らかにされなかった。

「大変残念だなと思ってます。かなり不透明な議論が行われているというのを正直なところ感じました。市民にとってもっと開かれた議会であってほしいなと思ってます」

同じ日、高松市議会の一般質問でも香川県のゲーム条例に関する質問が出た。条例では第10条で「市や町も連携してネット・ゲーム依存症対策を推進するものとする」と定められているが、大西秀人市長は、条例の策定段階で市が意見を述べる機会はなかったことを明らかにした。また、条例の再検討や見直しを県に要望するかという質問にはこう答弁した。

「国におきましてはゲームの使用時間とゲーム障害の発症との因果関係について科学的根拠の集積が重要であり、さらなる研究が必要との見解を示しており、その内容を踏まえた上で、県への要望の必要性を検討してまいりたい」

年が替わって22年2月、香川県は新年度の一般会計当初予算案を発表した。「ネット・ゲーム依存対策事業費」は約1072万円で、前年度よりも120万円余り増額した。子どもたちがネットやゲームの依存状態に陥ることを未然に防ぐための講演会やリーフレット配布といった普及啓発事業、小・中・高校生向けの学習シートの作成・配布などを前年度に引き続いて行うほか、小学生と保護者向けの参加型ワークショップを新たに開く予定だ。さらに、一定期間ネット環境から離れた生活を送る「オフラインキャンプ」をモデル的に行う事業費も盛り込まれた。

予算案について発表する記者会見で、浜田恵造知事に条例施行後の2年間をどのように総括して新年度の予算を編成したか質した。

「従来からこの問題について必要な予算を計上してきておりますけども、条例が施行されてから取り組んできた、その延長線上の予算になっていると思っておりますので着実に実施していく必要があると思っております」

――条例の附則に「施行から2年を目途に必要な検討を加える」とある。2年間やってきた効果や課題もあると思うんですが、それを踏まえて条例について見直す考えというのはいかがでしょうか?

「今は予算の観点で、そういうことは特に盛り込んでおりません」

あくまでも新年度予算についての会見ということだろうか。知事は真正面から質問には答えなかった。

そして、この当初予算案を審議する2月定例議会。本会議での代表質問や一般質問、常任委員会の場で、議員からネット・ゲーム依存対策に関する質問は全く出なかった。

附則で「目途」とされた施行から丸2年が経過。だが、4月になっても県議会からは特に動きは見られなかった。4月28日の臨時県議会で慣例に従って議長と副議長が交代。就任記者会見で、高城宗幸新議長に質問をぶつけた。

――この条例の附則には「施行後2年を目途として条例の施行状況等を勘案して検討を加えるものとする」という、いわゆる「見直し条項」が盛り込まれていますが、この検討について今後、議会としてどのように進めていく考えでしょうか？

「教育委員会がアンケートをとったりしています。その中で言えば、減っていなくて増えてるんですよね、子どもたちのゲームの時間というのは。で、見直しについては2年を目途にということであったのですけれども、現実には今の状況ではまだ改善されていないという状況があるならば、現段階で見直す必要はないのかなというふうに個人的には思っています」

――2月議会を見ていますと、このネット・ゲーム依存に関する議論というのが質問でも委員会のほうでもなかった。「条例を作ったからもう終わり」ということではないですよね？　今後、国への働き掛けも含めて何かやっていきたいことはありますか？

「国に対しては、先駆けて香川県がやったわけでありますけれども、私個人的にはあれはよかったなと思っています。少なくともいい条例だと思っていますから、これからも教育委員会等に働き掛けながら、どういうふうに前に進めていくか考えていきたいとは思ってます」

条例の附則に「施行後2年を目途に検討を加える」とあるのに、県も県議会も具体的に「検討」をしようという動きを見せていない。地方自治に詳しい香川大学の三野靖教授に聞いた。

――附則の効力というのは特にないんでしょうか?

「いや、それはありますよ。条例に書いてあるからそれは重いですよ。ただ、絶対的な拘束力があるかというと、一種の努力義務的なものだろうと思います。

ただし、これは議会(員)提案条例です。『見直し条項』を自ら入れたんですね、議会は。ということは、自らにたがをはめたはずなのに、いつの間にかそのたがを外しちゃってる。もうなかったことにしているみたいな。必ず見直さなきゃいけないというものではないです。ただし、見直し作業が必要かどうかぐらいは検討しなきゃいけないんじゃないでしょうか」

三野教授は「新型コロナの影響でネットやゲームに対する見方や、ツールとしての位置づけは変わった。仮に2年前に香川県でゲーム条例を作る必要性があったとしても、2年間で変わっているはずだ」と検証の必要性を指摘する。

「条例の見直し」について、先進的な取り組みを行っているのが神奈川県だ。神奈川県では、条例のうち、県民の権利を制限または義務を課すものなどは「見直し規程」を設けて定期的な見直しを義務付けている。見直しは条例を所管する部局がそれぞれ行うが、「今でも必要な条例か(必要性)」「今の内容で課題が解決できるか(有効性)」「効率的と言えるか(効率性)」「県政の基本的な方針に適合しているか(基本方針適合性)」「憲法や法令に抵触していないか(適法性)」という5つの「視点」

を定めている。そして、見直しの結果、廃止や改正、運用の改善が必要かどうかを判断。検討の結果はホームページで公表している。21年度は8つの条例について見直しの検討を行い、このうち3つについて改正や運用の改善を検討することになった。

三野教授は、香川県も神奈川県の取り組みを参考にすべきだと提言する。

「条例は、できたら『ひとり歩き』します。何年か経てば状況も変わってきますし、条文の解釈で、作ったときの目的とは違う運用になることもある。神奈川県のようにきちんと視点をメルクマール（指標）として出してやっておくということは、条例が恣意的に運用されないことになる」

条例施行から2年を迎えた4月4日の知事定例会見で、浜田知事に質問した。

――附則に基づいて、検討をどのように進めていこうと考えられているか教えてください。

「基本的には教育委員会、そして知事部局では健康福祉部サイドで、そうしたことに取り組んでいくことになろうかと思いますけれども、まだ具体的に見直しそのものについての考え方が固まっているという段階では、全くありません」

――神奈川県では条例の見直しの要綱があって、必要性、有効性、効率性、基本方針適合性、適法性という5つの視点で見直し作業を行って県のホームページでその結果を公表している。全国的に注目を集めている条例でもありますので、施行状況検討の結果を県民に対して公表していくという考えはありますか？

「神奈川の事例というのを詳しく承知しておりませんので、ちょっとどのように受け止めるか……。

今後、また拝見してみたいと思いますけども。条例については必要性というものをまさに判断して、県議会のほうで可決、成立したわけで、それに沿って行政が行っております。他の条例も同じで、その有効性等も常に見直していくということは必要だと思いますけれども、今回は条例の中に規定もあるということも踏まえて、ご理解をいただけるような対応で進めていくことになろうかと思います」

それまで目立った動きを見せていなかった香川県議会では、6月定例議会開会日の6月17日、共産党議員団が、議会として条例の施行状況などの検討を行うよう議長に申し入れを行った。「コロナ禍でインターネットを取り巻く環境が激変する中、実態に即した施行状況の勘案、検討は不可欠」だとして、委員会を立ち上げるなどして早急な検討を始めるよう求めるものだ。秋山議員は言う。

「条例に書いてあることを県がしないということであれば、県自身が条例違反をすることになるという批判の声が上がっている。これも当然だと思いますので、やはりしっかりと検討を始めていくべきだと思います」

6月29日に開かれた県議会の文教厚生委員会で、秋山議員は条例の附則に基づいた「検討」について、子ども政策推進局の井元多恵局長に所感を質問した。

「ネット・ゲーム依存対策につきましては、普及啓発や相談支援などの各種事業をそれぞれの関係所管課におきまして、進捗管理をしながら進めているところであります。執行部としましては、こうした事業の実施状況等を確認、取りまとめの上、県議会にご報告し、ご議論いただだいてきましたところであり、今後とも事業の実施状況等をご報告し、ご意見をいただけるよう努めてまいりたいと考えております」

井元局長の答弁はやや分かりにくいが、県が行っている依存対策事業の実施状況を「議会に報告し、意見をいただく」ということが、附則にある「施行状況の勘案、検討」ということなのか。ここで、秋山議員が素朴な疑問を口にする。

「条文にある勘案、検討というのは、やるのは誰なんですかね？　われわれはもちろん、議員がやらなきゃいけない、だから検討委員会を開いてやるべきだと言ってるんですけども。誰がやるんでしょう？」

これに対し、井元局長は「この附則2には『誰が』というふうなことが明確に書かれていない」とした上で、「各種施策の施行状況を取りまとめ、評価し、また条例に基づく教育委員会の調査の結果や国の動向を踏まえまして議会にご報告し、議会のご意見を頂戴しながら方向性について検討が加えられていくものだというふうに考えてございます」と答えた。県の条例である以上、主語がなくとも本来は県が行うものなのだろうが、議員提案条例であることも踏まえ、「議会に報告」し、「議会のご意見を頂戴しながら」検討が加えられていくものだと強調した形だ。

さらに秋山議員は、施行からの2年間に県が取り組んできた施策や、その問題点を取りまとめたものを作成し、公表する考えについて問うた。井元局長は「議会の場でわれわれの受け止め方を説明するということが、取りまとめ、勘案し、検討するという流れの中で位置づけられているのかなと考えています」とし、改めて県民への公表などは行わない考えを示した。

一連のやり取りは、私にとっては驚きだった。条例の附則にある「施行状況の勘案、検討」について、知事は4月頭の段階で「具体的な考え方が固まっている段階ではない」と発言した。その後、担当の子ども政策課に「附則にある施行2年の検討はどういう形で行うのか？」とたびたび問い合わせてきたが、「まだ具体的には決まっていない」という回答が続いていた。ところが、この日の局長答弁は「これまでの県の取り組みは議会に報告し、意見をもらってきた」と、すでに検討を「終えた」とも取れる内容だったのだ。

確かに議員は県民の代表だが、議会での報告をもって県民への報告を終えたと言ってよいのか。施行から2年の節目を挟み、2月定例議会では関連の質問なし、6月定例議会ではこの文教厚生委員会での質疑のみが、少なくとも議事録が残る形での「県議会での議論」だ。

香川県議会の高城議長は7月8日、共産党議員団が申し入れた条例の附則に基づいた検討について、「検討委員会を開く考えはない。全会派に意見を聞いた上での結論だ」と口頭で伝えた。秋山議員は「条例を作った県議会が、本当に誰も責任をとらない。これでは県民に対する説明もできない」と憤った。

オフラインキャンプ

ゲーム条例の附則で定めた「施行2年を目途とした検討」は、うやむやな形となったが、報道機関として条例に基づく県の事業についてのチェックは続けなければならない。

条例施行から3年度目となる22年度当初予算に盛り込まれたネット・ゲーム依存対策事業のほとんどが前年度からの継続事業である中、新たに実施するのが「オフラインキャンプ」だ。ネット・ゲームの利用を見直したい児童生徒が宿泊・野外活動体験をしながら一定期間、ネット環境から離れた生活を送るというもので、兵庫県などがすでに行っている。22年度は他県の取り組みも参考にしながら「有効性の検証」という位置付けで、モデル的な実施となる。キャンプの運営は、ネット・ゲーム依存専門の「こども外来」を設けている高松市の三光病院に委託し、実施後に有識者による「検証委員会」が効果や課題などを検証することになっている。条例制定前も含め、香川県が行ってきたネット・ゲーム依存対策事業に「第三者の目」が入るのは初めてだ。条例を制定した議会による「検討」が十分に行われているようには見えないだけに、注目される。

対象は小学5年生から18歳以下。8月7日から11日に高松市の野外宿泊施設、五色台少年自然センターとその周辺施設で4泊5日のメインキャンプを行い、約3カ月後の11月6日にフォローアップキャンプも予定されている。メインキャンプ期間中はスマホやゲーム機などの持ち込みは禁止で、「ネット断ちキャンプ」と訳して報じられることもある。「ゲームは1日60分まで」で悪名を轟かせた香川県の新規事業とあって、参加者募集を伝えるウェブニュースには「そんなにゲームを悪者にしなくてもいいのに」「香川県の子どもがかわいそうで仕方がない」といった批判的なコメントが多くついていた。

キャンプを運営する三光病院の海野順院長は「ネットやゲーム断ち」がキャンプの主眼ではないと

話す。

「オフライン、自然が『善』で、オンライン、ゲームが『悪』という意味では全然なくて。今の生活を見直す、あるいは新しいことに挑戦していく。その気持ちを育んでいくというのを目的に考えています」

キャンプには、12人程度の定員に対し40人を超える応募があった。7月18日、参加者の選考を兼ねたオリエンテーションには、体調不良などによる欠席もあり、児童生徒34人とその保護者が参加した。海野院長によると、前年まで同様のキャンプを行っている他の県では定員を満たすところがほとんどなかったといい、関心の高さが窺えた。

「オリエンテーションで聞くと、親が無理やりではなくて自分が来たくて申し込んだと言ってくれた子が大部分でした。オフラインキャンプにいろんな意見があるのは聞いてますけど、大人のエゴ、親のエゴみたいになっていくと悲しいですが、決してそうではないというのが一安心ですね」

参加した児童生徒と保護者に話を聞いた。中学2年の男子生徒は、1日に多いときでゲームに3～4時間、動画に5～6時間を費やしているという。

「ちょっとこれ以上やったらさすがにまずいかなと親と検討して、参加しようと決めました。やりすぎたから少しだけ時間を減らそうかなと努力をしてるんですけど、翌日になったらまた忘れて長時間動画を見たりしてます」

この生徒の母親によると、小学校までは家庭の方針でゲーム機を買い与えていなかったが、進学した私立中学校で1人1台タブレット端末を貸与され、授業でも宿題でも活用されることになったことで今までの反動が出てしまったという。

「学校がフィルタリングはかけてくれているんですけど、行けるルートを子ども同士で情報交換して。宿題をするって嘘をついてＹｏｕＴｕｂｅを見たりゲームをしたりするようになってしまって、ずっと親が管理しなくちゃいけない状態になっているのが現状。キャンプに参加して、自分を律する力というのを持ってほしい」

また、休みのときだと8時間はゲームや動画にふけっているという小学5年生の男子児童の母親は「基本、やるべきことをやってたら楽しんでいいよと言っているが、ずっと何時間でもやってる姿を見るとちょっと心配になってきた」と話し、キャンプへの期待感をにじませた。

「楽しむことの多様性を知ってほしいというか、ネットだけじゃなくて実体験。あとは今が楽しければそれでいいというところがあるので、ちょっと先を見ていけるようになってもらえたらなと思います」

8月7日からのメインキャンプには、当初12人程度を予定していたが、応募者が多かったことを受けて「枠」を拡大し、20人が参加することになった。7月のオリエンテーションの際に行った個別面談やグループワーク、年齢や男女のバランスなどを考慮し、小学5年生から中学3年生までの男子12人と女子8人が選ばれた。三光病院の「こども外来」に通っているのは9割以上が男子のため、海野院長もここまで女子の参加希望が多いのは予想外だったそうだ。男子はゲーム依存、女子はネット依存の傾向が強く、中には受診すれば「ゲーム障害」の診断名がつくような子もいるものの、ほとんどが「予備軍」だという。

新型コロナのいわゆる「第7波」により、香川県でも7月下旬から1日当たりの新規感染者が1000人を超える日が続いていた。キャンプの開催も危ぶまれたが、感染対策と健康管理を徹底した上で予定どおりの日程で行われることになった。

4泊5日に密着取材して参加者の「変化」を映像としてとらえるつもりでいたが、「報道機関には、初日の午後と4日目午後に限って公開する」という連絡があった。特に最終日の「振り返り発表会」はぜひ取材させてほしいと伝えたが、「キャンプに参加するだけでもハードルが高い上にメディアが入るとプレッシャーになるので配慮をお願いしたい」という理由で認められなかった。

取材に行った初日の午後は児童生徒と保護者を対象にした講演が行われた。保護者はキャンプ初日と最終日のみ参加する。講演したのは、障害者の就労支援や不登校・ひきこもりの相談などを行う高松市の一般社団法人「ｈｉｔｏ．Ｔｏｃｏ（ヒトトコ）」の代表、宮武将大さん（36）。ゲーム中心の生活だった10代の頃の体験を話した。

「ゲームが好きでゲームをやっていたわけじゃなくて、ゲームしかなくて、ゲームをひたすらし続けていた」

宮武さんは、小学6年生のときに不登校になり、8年間、いわゆる「ひきこもり」を経験した。昼夜が逆転し、1日に10時間以上コンピュータゲームなどをしていたという。聞き手役の三光病院の海野院長が問い掛ける。

「一日中ゲームをしてしまう生活が続く時期って、だらしないというふうに見られてしまったり、楽なほうに逃げてるんじゃないかと見られたりすることもあるんだけど、ゲームが多かった時期は楽だったわけじゃなくてしんどかったということですよね?」
「黙々と作業のようにゲームをやっている自分が、果たして満たされているのかと言ったら満たされてなくて。とりあえず空白を埋める。空白ができちゃうと、ええこと考えないんですよ。学校行きたいけど行けないとか、このままだったらどうなるのかとか、極端な話、死んでしまいたいという気持ちも浮かび上がったりする中で、ゲームしてる時は一瞬忘れられるんですよね」

専門医から見れば参加者の多くが「依存症予備軍」レベルだというが、その保護者たちは日々、子どものネットやゲームとの付き合い方に頭を悩ませている。多くの議論を巻き起こした香川県のネット・ゲーム依存症対策条例をどう感じているのか聞いた。
「親としてはいいことではないかなと思います。いろんな意見があると思うんですけど、条例ができるということは、少なからずゲームをずっとするということを良しとしてない人が多いということだと思うので」(中2男子の母親)
「学校からも『ゲームの時間は何時間』とか、(わが子の使用)時間を書かなきゃいけない時もあったりして、それが増えてるのは悪いことみたいな、そういう植え付けもあったりするので。やめさせなきゃいかんのかなっていう、私もちょっと葛藤というか……」
——条例には「ゲームは1日60分まで」などの目安があるが、これは親にとってはプレッシャーですか?

「やっぱりそれを超えたら悪いことっていう認識ができるので、それもちょっとどうなのかなっていうので、ちょっと悩むのは悩みます」（小6男子の母親）

「条例制定で他のいろんなところが働きかけをしやすくなったりしたんじゃないかなって。こういうキャンプができたりとか。悪いことというか意味がないことではないんじゃないかなと思います」（小6・中3女子の母親）

キャンプ4日目、8月10日の午後、再び取材に訪れた。この日、児童生徒たちが取り組んでいたのは野外でのグループワーク「薪タワー作り」。5つのチームに分かれ、同じ本数の薪をどれだけ高く積み上げることができるかを競うというもの。土台に薪を多く使うと、安定はするが高さが出にくい。それぞれアイデアを出し合い、試していく。絶妙なバランスで薪を重ねることができたグループからは「おぉ～！」という歓声があがっていた。参加者はみな今回が初対面だが、相談役（メンター）として参加している大学生や三光病院のスタッフらの関わりもあってすっかり打ち解けているように見えた。このほか、キャンプファイアや、鯛めしづくりにピザ焼き、天体観測などを行ってきた。

これだけだと単なるアウトドア体験だが、このキャンプの特徴と言えるのが、期間中毎日行われた「心理プログラム」だ。香川県が三光病院に委託し作成した依存回復のためのワークブック『i Sw i n g』の重要な部分をピックアップした5回分のショートバージョンを使用する。「認知行動療法」に基づき、自分の日常を振り返りながらネットやゲームにどうしてハマりすぎてしまうのか、どうやったら上手に付き合っていけるのかについて考えるものだ。

「ネットやゲームをしたいって思ってしまうのはみんなの気持ちが弱いからとか性格がだらしないからじゃ絶対にないです。自然に起ることです」

三光病院の臨床心理士、野仲和真さんらが解説をはさみながら、グループで毎日1時間から1時間半かけて取り組む。この日のテーマは、ネットやゲームを使いたくなる引き金となる物事「トリガー」について。大学生メンターと一緒に自分にはどんな「トリガー」があるかを認識し、その対策を考える。

メンター「オンラインの友達がゲームにログインしたのが通知で来た時？」
小5女子「そう。それでめっちゃしたくなる」
中2男子「親に注意されること。苦手な人と会うこと、あと、ストレスがたまること」
メンター「親に注意されると逆にやりたくなってた？」
メンター「うん」
中2男子「うん」

臨床心理士の野仲さんはプログラムの狙いをこう語る。

「キャンプから日常に戻ると、また同じような生活を繰り返していくということはすごく予想されます。うまくネット、ゲームと付き合えるような方法を、仲間と一緒だから考えられる場になればなと思って、今回はこういうプログラムを行っています」

初めて出会った仲間たちと4泊5日を過ごした20人。スマホやゲームに触れられない「つらさ」の訴えはほとんど出なかったという。4日目の午後、最終日を残した段階ではあったが、参加した児童生徒にキャンプの感想や印象に残ったことを聞いた。みな充実感でいっぱいだった。

「ゲームとかネットとかしている日よりも一日一日意味がある、濃い日々だったなっていうふうに感じます」（中2男子）

「『この世界には素晴らしい遊びとかがたくさんあるから、ゲームの他にも自分が楽しめるようなことは探せばいくらでも見つかる』って言われたから、頑張って探してみようと思ってます」

――逆にそれまではゲームが優先だった？

「暇な時はゲームしか選択肢がなかった。1日のほとんどがゲームだったから。注意されても、あともうちょっと、あともうちょっとが繰り返されて……」（小5女子）

「新しい友達とかもできてよかったです。これまで1日に10時間とかいつもやってて、ゲームずっとやめるの嫌だなって思いながら参加したけど、結局楽しかった」

――キャンプ終わって帰ってから自分の生活は何か変わりそう？

「ちょっとは変わると思います。多分ゲームの時間減ると思いますよ」（中1男子）

今回のキャンプは、児童生徒たちに様々な体験を通じて「リアルな成功体験」を積ませ、自己肯定感を得てもらうのが狙いだった。三光病院の海野院長は、コミュニケーションが苦手そうに見えていた中学生に最終日に感想を聞いた際、「初めて生きている感覚になりました」と答えたのが印象的だったと話す。そして、キャンプには医療機関で行う診察やプログラムでは得られない効果がありそうだと実感したという。

「その子の特性によってはキャンプには向かないだろうなというのはありますね。どんな子に効果が出やすいのかが分かると治療の選択肢が増えていく。どの子にどの治療が合うかを整理する、最終目標はそこですね。病院の中の取り組みだけでは不十分で、このようなキャンプとか教育現場とかいろんなところの取り組みをうまく組み合わせて、一番効果が出る形というのを模索していきたいと思っています」

違憲訴訟に判決

当時高校生だった渉さんと母親が香川県を相手取って起こした「違憲訴訟」は、20年12月に始まり、おおむね2カ月から3カ月に1回、高松地裁で口頭弁論が開かれていた。原告側と被告側が交互に準備書面を出し合う中で議論が各論に入ってきたこともあり、回を重ねるごとに傍聴する記者は減っていたが、私は毎回取材してニュースを出し続けていた。22年5月に第7回、7月に第8回口頭弁論の期日が決まり、審理は大詰めを迎えつつあった。最大の山場は、原告への「本人尋問」だ。条例ができたことでどんな権利が侵害されたのか、また提訴に至った思いなどを渉さんが裁判官に直接伝える場となる。ここまでの裁判は書面のやり取りだけだったため、渉さんの生の声をニュースで大きく扱いたいという思いがあった。

21年3月に高校を卒業し、4月から県外の大学に進学した渉さん。法廷に姿を見せたのはその年6月の第3回が最後で、それ以降は代理人の作花弁護士のみが出廷していた。

5月16日の第7回口頭弁論を控えたゴールデンウィーク明け、提出する書面の内容などを問い合わせるため、久しぶりに作花弁護士に電話をかけた。そこで、驚きの事実が伝えられる。

「渉さんと連絡が取れなくなって、3月で訴訟代理人を辞任しました」

この年1月頃から、渉さんとなかなか連絡が取りづらいという話は断片的に聞いていた。裁判の情報などを発信していた渉さんのツイッターのアカウントも21年9月の第4回口頭弁論の際に「体調を崩しておりまして行く事が出来ない状況にあります」とつぶやいたのを最後に更新が止まっていた。

作花弁護士は、原告の1人で、未成年の渉さんの法定代理人でもある母親と連絡を取りながら裁判手続きを行っていた。しかし、民法改正で22年4月から成人年齢が引き下げとなり、19歳の渉さんは「成人」となった。このため、本人の意思が確認できない以上、代理人を続けることは難しく、いったん辞任の形を取ったと言う。

「あとは渉さん本人に陳述書を書いてもらうか尋問をして終結に向かうだけだったんですが……。連絡が取れたらもちろんまた代理人を引き受けるつもりです」

あわてて渉さんの携帯に電話をかけてみたが、流れてきたのは「現在使われておりません」という音声アナウンスだった。

迎えた第7回口頭弁論。5月28日に放送する特別番組の第2弾『検証ゲーム条例2』で最新の映像を使うため、あらかじめ法廷内の撮影申請をしていたが、原告席は無人となった。

開廷後、天野裁判長は、原告代理人の辞任届と「訴訟の取り下げ書」が原告2人からそれぞれ提出されたことを告げた。傍聴席がざわつく。この訴訟の取り下げは、被告の香川県側が「不同意」とし、却下された。裁判長は、被告から追加の主張がないことを確認し、次回以降の弁論期日を取り消した。

「それではこれで弁論を終結し、判決は8月30日の午後1時から言い渡します」

閉廷後、法廷から出てきた被告の代理人弁護士を記者たちが取り囲んだ。県の顧問弁護士である宮崎浩二弁護士は「われわれも取り下げの理由については何も聞いていない」と答える。被告側に裁判所から「訴訟の取り下げ」について連絡があったのは連休明けの5月9日。取り下げ書は原告の親子両名それぞれから、4月25日付で提出されていた。県として訴訟の取り下げに応じるという選択肢はなかったのかと聞くと、宮崎弁護士は「これまでの裁判を何もなかったことにはできない」「県としての主張は尽くした」と述べた。

もう一つの裁判、弁護士費用を巡る住民訴訟の原告である松崎さんは1月以降、渉さんと連絡が取れなくなっていたという。そして、「プレッシャーに加え、ネット上での中傷もかなりあったようだ」と慮り、「支えられなくて申し訳ないという気持ちが大きい」と唇をかんだ。

ただ、本人に取材ができず、訴訟を取り下げようとした理由を直接聞けていない以上、推測で何かを書くわけにはいかない。その日のニュースでは、原告側からの取り下げ書の提出と被告の不同意、そして裁判が結審して8月に判決が言い渡されるという、事実のみを報じるしかなかった。

訴訟を取り下げようとした理由ももちろんだが、渉さん自身が今どんな状況なのかも気掛かりだ。

作花弁護士が辞任したことを聞いて以降、様々なルートを通じて連絡を取れないか手を尽くしていたところ、その日の夕方のニュース放送後、私の携帯に「非通知」の着信があった。渉さんだ。「もしもし……」。これまでとそれほど変わらない声のトーンにひとまず胸をなでおろす。

渉さんが話した、この間の経緯は、作花弁護士の話とは食い違っていた。渉さんが話したことによれば、作花弁護士とは双方合意の上で代理人の辞任・解任を決めたが、その理由については明かせない。そして、新しい弁護士に依頼しようとしたが、この段階から引き受けてもらうのは難しく、「いったん訴訟を取り下げて、主張を一から練り直そうと思った」ということだった。戦略を変えるために途中で訴訟を取り下げて再び提訴するようなことが認められるのであれば、裁判はいつまで経っても終わらない。彼の周囲に、相談に乗ったり法的なアドバイスをしたりする存在がいないことを痛感する。結果的に訴訟の取り下げは認められなかったが、渉さんは「ここまでの裁判で、すでに主張すべきことは全て主張した」と話した。

8月30日の判決言い渡し期日には久しぶりに傍聴整理券が配布され、抽選が行われた。一般席36席に対し整理券を受け取ったのは41人。20年12月の第1回口頭弁論から数えて8回、毎回のように傍聴に来ている人たちとは顔なじみになっていた。年代も職業も違うが、それぞれ条例に思うところがあり裁判の行方を注視していた。軽くあいさつを交わすが、みな口数は少ない。これから裁判の幕が開ける高揚感のようなものがあった第1回のときとは明らかに空気が違っていた。

原告側の訴訟取り下げ申請は認められず、その時点までの双方の主張に基づいて裁判官が判断することになる。いわば途中リタイアのような形となったため、原告側の「勝訴」は考えにくかった。特に被告側から指摘があった「具体的な権利侵害」について、原告の本人尋問や陳述書の提出がなかったことは大きい。ただ、法律の専門家である香川県弁護士会が「憲法違反のおそれがある」という会長声明を出した条例だ。「違憲」と断じるまではいかなくても、裁判官が判決の中で条例の問題点に何かしら言及する可能性はある。

高松地裁の4階、2号法廷。原告側の席に渉さんの姿はない。渉さんとは5月以降、メールで連絡を取り合っていた。当初、判決の日には出廷する意向を示していたが、直前になって「行けなくなった」と連絡があった。

裁判官たちが入廷する。第1回口頭弁論の際には女性裁判官3人だったが、その後、天野智子裁判長以外は交代し、天野裁判長、玉岡伸也、唐澤開維裁判官の3人の合議による判決となった。2分間の法廷内撮影を終え、天野裁判長が口を開く。

「主文、原告らの請求をいずれも棄却する。訴訟費用は原告らの負担とする。以上です」

原告敗訴――。だが、ここまでは予想通りだ。主文を読み終えると裁判官3人は法廷を後にした。民事裁判では通常、法廷で判決理由の読み上げは行われない。事前に申請していた判決要旨と判決文の写しを地裁の総務課から受け取り、ページをめくる。

結論から言うと、判決は原告側の主張をことごとく退け、被告側の主張を全面的に採用したものだった。

報道機関に配布された判決要旨は2ページ、判決文の写しは別紙を含めて全65ページ。判決の要旨と、主な争点に対する裁判所の判断について紹介したい（なお、判決文の特性でもあるのだが、一文が長く独特の言い回しが多いため、そのまま引用すると一読して理解しづらい部分がある。文意を違えない範囲で抜粋、および漢字や送り仮名の一部を読みやすいよう改訂した）。

判決要旨では、「この条例が憲法および子どもの権利条約に違反するものと言うことはできず、原告の主張は認められない」という結論を述べ、以下に理由を記している。

まず、大きな争点の1つ目、条例の「立法事実」の有無、つまり条例を制定する必要性を根拠づけるものがあるかについて。判決は、過度のネット・ゲームの使用は本人の社会生活上の問題や支障を引き起こす可能性が相当数指摘されていて、青少年は特にその影響を受けやすい、などとして「これを予防すべき社会的要請については、一定の根拠に基づき認めることができる」とした。その上で、条例が保護者に対し、一定の目安を示した上で、子どもがゲーム依存状態に陥ることのないよう配慮を求め、子どもと話し合いの機会を持つよう努力を促すという定めを置くことは、「立法手段として相当でないとは言えない」とした。

そして、争点の2つ目、原告の「権利侵害」があるかどうかについては、条例は原告らに何ら具体的な制約を課すものではなく、仮に条例が何らかの権利を制限するものと解する余地があるとしても、条例は努力目標であり罰則もないことなどからすると、必要最小限度の制約であり、許されないとは言えないとした。

続いて、個別の争点についての裁判所の判断を見ていく。

▼「ネット・ゲーム依存症」は病気なのか　科学的根拠はあるのか

判決では、いわゆる「インターネット依存」について、多数の用語や概念が明確な定義もないまま用いられるなど、精神医学・心理学・教育学等で幅広い研究が続けられており、また医者や研究者によって、「疾患」か「病態・状態を示すもの」であるのか、ギャンブル依存のような「嗜癖」と捉えるべきか否かなども含めて、多岐にわたる議論がされており、帰一しない（まとまらない）状態だとした。そして、過度のネット・ゲームの使用が社会生活上の支障・弊害を引き起こす可能性は、疾病なのか病態・状態であるのかを問わず否定できず、「ネット・ゲーム依存症」との呼称を付与するかはさておき、これを予防すべき社会的要請を認めることができると判断した。

原告側は、条例の名称にもなっている「ネット・ゲーム依存症」という病気はないと主張していたが、裁判所は「疾病なのか状態なのかを問わず」「呼称を付与するかはさておき」と述べるなど、大きな問題とはしなかった。

また、ネット・ゲーム依存症という病態全般について医学的な知見が確立するに至っているかは「不明というほかない」としながらも、実際に、青少年がネット・ゲームにふけり、健康や社会生活に支障が生じたという相談件数が増加している事象に対し、科学的根拠が確立するに至る前であっても、予防や啓発のため話し合いを持つよう努めるよう定めることができないとは言えないとした。

▼条例は憲法94条に違反するか

原告側は、国が国会答弁で「ネット依存、ゲーム依存の治療、予防に関する確立した科学的知見は承知していない」などとしていることから、香川県の条例は「地方公共団体は法律の範囲内で条例を制定できる」とした憲法94条に違反すると主張していた。

これに対し判決は、国が専門家の見解を踏まえて関係省庁で具体的な対策の検討や取り組みを進めているところであり、この条例と同趣旨の内容の法律の制定を排除しているとまでは認められない、として原告側の主張を退けた。

▼条例は憲法13条に違反するか

憲法13条で保障されている「幸福追求権」。判決は、原告側が主張した「親が家庭での子どものゲームやスマートフォンの利用について自由に決めることができる権利」や「eスポーツを楽しむ権利」について、現時点ではいわば「趣味や嗜好の問題」にとどまり、人格的生存に不可欠な利益とまでは言えず、自己決定権やプライバシーにも直接関わるものとは言えないから、憲法13条により基本的人権として直接保障の対象とされるものとは言えない、とした。

判決の受け止めは

判決を受けて、被告の香川県は「本県の主張が認められたものと認識しております。引き続き、県民の皆様をネット・ゲーム依存から守るという条例の趣旨について、一層の理解促進に努めるとともに、その対策に積極的に取り組んでまいります」とする浜田知事のコメントを発表した。また、被告側の代理人弁護士は取材に対し、「他県で同じようなルールを定めても合憲だと判断された意義のある判決」「今後の大きな指針になる」と話した。

香川県議会の高城議長も「判決は、原告らの請求を退け、県の主張が全て認められたものであり、妥当な判決であると受け止めています。執行部には、引き続き、条例に規定する子どもや県民がネット・ゲーム依存に陥らないための施策を適切に実施してもらいたいと考えています」というコメントを出した。

「条例は憲法違反のおそれがある」として廃止を求める会長声明を出した香川県弁護士会。声明の作成にも関わった馬場基尚弁護士に高松地裁判決の感想を聞いた。判決文には「相当でないとは言えない」といった二重否定が多く使われ、歯切れの悪さを感じたという。

「国民の憲法上の権利に対して判決を下すのであれば、もう少し明快な言い切りとか、『自分はこう思う』というふうな論旨であってもよかったのではないかなと思います」

また、IT分野やeスポーツはこれから発展、市場拡大が見込まれる中、「eスポーツを楽しむことは、現時点ではいわば趣味や嗜好の問題にとどまる」として基本的人権で保障する対象と認めなかったことについては……

「今の時点でこのような判決が出ることはもっともかなと思うところもありますが、これから10年、20年、30年先のことを考えると、新しい文化とかこれから発展させていかなければならないものをこのような形で立法・行政が制約するっていうのはよくない前例を残しているなと。30年先の香川県民がこの条例をどう評価するか、長生きして見てみたいですね」

判決が言い渡された法廷の傍聴席には、男子児童と母親の姿があった。7月に高松地裁が開いた「夏休み裁判所体験ツアー」に親子で参加して関心が高まり、実際の裁判を傍聴してみようと一緒に訪れたのがたまたまこの日だった。ゲーム条例についてどう感じているのか母親に聞いた。

「ゲーム依存症になって日常生活にも支障が出てしまうのは、やっぱりちょっと私も心配なことなので、大いに考える機会を与えられたのかなとは思います」

——1日60分までという使用時間の目安についてはどうですか？

「我が家のルールとしても60分というのはあります。けど、やっぱりいったん始めてしまうと楽しい時間が過ぎていってルールを守れないことも多々あるので、頭の中のどこかに『1日60分目安』っていうのが残っていれば、少し歯止めが効くのかなというのはあります」

男子児童にも1日60分までのルールを守れているか尋ねた。

「最近はあんまりゲームをやってないので守れてるかなと思います。前は、いったんし始めるとゲームモードに入っちゃうっていうか、そういう感じになってやり過ぎちゃうことは結構ありました」

判決を傍聴したのはたまたまだったが、母親は今回の違憲訴訟についてはニュースで見て知っていたという。

「県側がルールを作った。で、それに反論した高校生がいらっしゃるということで全国のニュースになった。それで、今まで放置されていたようなゲームの依存症の話が取り上げられたので、問題提起をした意義は大いにあると思います」

判決当日の夕方のニュースでは、争点に対する裁判所の判断について解説するとともに、こうした様々なリアクションをまとめたが、やはり欠かせないのが原告、渉さんの判決への受け止めだ。裁判所に出廷できないという連絡を受け、判決の言い渡し後、電話インタビューだけでもさせてもらえないかと依頼していたが、電話をかけても応答がない。午後4時半、渉さんからメールで2行のコメントが届いた。

原告の主張が認められず大変残念であります。
控訴の有無や内容については関係各所と協議の上検討いたします。

判決2日後の9月1日、ゲーム条例を巡るもう一つの裁判、弁護士費用の返還を求める住民訴訟の第5回口頭弁論が開かれた。こちらの裁判はまだ続いていた。違憲訴訟の判決について、3月まで代理人を務めていた作花弁護士は「仮に違憲という判断が出なくても、このゲーム条例は立法としていかがなものかというようなことは言ってくれるのかなという期待があったんですけれど、逆方向の判決でとても残念」と述べた。

住民訴訟では、原告が税金の使い方を問う中で「条例が憲法違反」だということも主張している。だが裁判官3人のうち、裁判長を含む2人は違憲訴訟と同じなため「結論が大きく異なる判決が出る可能性は少ないかな」と作花弁護士は分析する。ただ、控訴、上告をして条例の違憲性について最高裁の判断を仰ぐ考えを示した。

判決に対するコメントをもらって以降、渉さんとは再び連絡が取れなくなった。判決に不服がある場合の控訴期限は、判決文が原告らの手元に届いた翌日から14日以内。原告側は8月30日の判決期日に出廷しておらず、郵便による送達手続きがとられた。原告のうち、香川県内在住の母親は9月1日に判決文を受け取り、16日に判決が確定。一方、県外に住む渉さんには裁判所が判決文を2度にわたって送付したが、いずれも郵便局の保管期間までに受け取られなかった。高松地裁は民事訴訟法の規定に基づき、書留郵便を発送した時点で当事者に送り届けたものとみなす「付郵便送達」の手続きを10月17日に取った。そして、14日以内に渉さんから控訴状の提出がなかったため、11月1日、判決が確定した。判決の言い渡しから確定までに2カ月間を要した。

渉さんは提訴するにあたって、弁護士費用や専門家に意見書の執筆を依頼するための費用をクラウドファンディングで募り、1800人あまりの人から600万円以上を集めていた。実際に提訴は行い、支援者に対する「リターン（返礼品）」としていた報告会はオンラインで開催したが、専門家の意見書は提出されていない。SNSでは少なからぬ批判的なコメントが見られたほか、支援していた人からも「何があったのか、せめて本人の口から一言説明があれば……」という声が聞かれた。提訴の前から取材をしてきていた私としても、こんな結末は予期していなかったし残念でならない。判決後、県議の1人がSNSに投稿した「一部マスコミも含む周りの大人が、当時未成年の原告の（ある種純粋な）思いを利用した面があるんだろうなと感じています」という言葉が胸に刺さる。

判決を傍聴した保護者が語ったように、現役高校生だった渉さんがこの裁判を起こしたことで条例に対する問題提起になったのは間違いない。ただ、彼1人に大きなものを背負わせ過ぎてしまったことも否めない。われわれは「原告の思いを利用した」のか……自問自答を続けている。

香川県議会の高城議長は、判決当日に出したコメントで、判決への受け止めに加え、私が追及してきた「施行後2年を目途とした条例の見直しについて」の見解もあわせて発表した。

本条例の附則においては、「この条例の施行後2年を目途として、この条例の施行状況等を勘案し、検討が加えられ、必要があると認められるときは、その結果に基づいて必要な措置が講ぜられるものとする」とされており、必ずしも条例の見直しを行うことを定めているものではありません。
これまでも執行部から取組状況等の報告を受けておりますが、現時点では何らかの見直しが必要な状況であるとは、考えておりません。引き続き執行部において、これまでの条例に基づく施策等による取り組みの効果の検証等がなされるものと認識しております。

判決によって、いわば「お墨付き」をもらったタイミングにあわせ、議会自らが条例に盛り込んだ附則の「検討」については「必ずしも条例の見直しを行うことを定めているものではない」と宣言したものだ。

だが、裁判所が「憲法違反とは言えない」と判断したからと言って、この条例の中身や制定過程が全て肯定されたわけではないということははっきりと言っておきたい。この判決をきっかけに、制定前からの議論が打ち止めとなり、幕引きのような空気が流れてくることには、徹底して抗いたいと思う。

終　章　残された課題

パブコメ投稿者の後悔

2022年9月某日、その女性は約束の時間から10分ほど遅れて到着した。待ち合わせ場所を間違えてしまったのだという。テーブルを挟んで向かい合って座る。「会う約束」は取り付けたものの、どこまで話してくれるのかは分からなかった。

私の目の前にいたのは、ずっとその存在を探していた1人。依頼を受けてパブリックコメントで「賛成意見」を投稿したという女性だった。

私が本格的にゲーム条例に関する取材を始めたきっかけは、香川県議会の条例検討委員会が公表したパブコメの結果に対する「違和感」だったことは本書の冒頭で述べた。

情報公開請求で開示されたパブコメの原本の検証により、賛成意見の〝水増し〟、それも同一のパソコンから連続投稿された疑いが強いことを明らかにした。賛成意見を多く見せることで、条例を成立させやすくする意図があったと推察されるが、いったい誰（あるいはどんな集団）が行ったかについては確たる情報がつかめていない。開示された原本では意見を送った人の個人情報が全て黒塗りにされているため、実在する人物かどうかも分からない状況だ。

20年6月に報道特別番組『検証ゲーム条例』を放送するにあたり、条例検討委員会の委員長を務めた大山一郎議員にこのパブコメ問題を改めて質問したいと考えた。条例制定までは積極的に取材に応じていた大山議員だが、制定後、われわれがパブコメの不正疑惑を指摘して以降は取材拒否を続け、議長を退任した日もすぐに議会を後にし、話を聞くことができなかった。

そこで、大山議員に対して「質問状」を送った上でインタビュー取材に応じてくれるよう改めて要請した。質問項目は、パブコメの賛成意見に似たような文言が多く見られたことについてどう考えるか、条例検討委員会の最終会合で示されたパブコメの概要版の表紙に「賛成」「反対」「提言等」に意見を分類し、人数を掲載したのはなぜか、など4項目。

だが、指定した期限までに何ら返答はなかった。そこで6月定例議会開会日の6月22日、大山議員を直撃取材することにした。議会が散会となり、議場の扉が開く。大山議員は前回とは違って、他の議員たちと一緒に前方の扉から姿を見せた。カメラを回しながら声を掛ける。

——ネット・ゲーム依存症対策条例について、取材に応じていただけますか？

「私はもう委員長を退いていますので」

大山議員は立ち止まることなく、会派の控室に向かって階段を下りていく。

「私はいま一議員ですから、その立場にありませんから」

――でも条例成立まで主導されたのは大山さんでしょう？

「主導って何ですか？　私、委員長はしましたけど、主導ではありませんよ。皆さんで議論したことです」

――「主導」という言い方はともかく、委員長という責任ある立場だったわけでしょう。多くの疑問が生じているので、お答えいただけますか？

本会議場のある5階から、議員控室のある3階までたどり着いた。質問を畳み掛ける。

――大山さんが委員長のときに行ったパブリックコメントで、賛成意見に同じ文言が出るなど疑問が生じているんですけど、委員長はそれをご覧になってますよね？　原本を。

「見ました」

――どう思われましたか？

「われわれはパブリックコメントに答える立場にありませんので。パブリックコメントはあくまでも一般の方から議会に来たコメントでありますから、われわれ議会がそれに対してどうこう言える立場ではありません」

――パブリックコメントは賛否を問うものではないと会見でおっしゃってましたよね？　それなのに表紙に賛成と反対の数を表示したのはなぜですか？

「それは、全てにおいて、議会の中で……」

と、答えかけたところで、大山議員は取材を打ち切り、「全てきょう、議長が回答しますので」と述べて所属する自民党香川県政会の控室に入っていった。

この日、西川昭吾議長は、自民党議員会、リベラル香川、共産党議員団の3会派が4月に議長宛てに出していた「県議会の信頼回復を図るための申し入れ書」に対する回答を公表した。その多くをパブコメに関する見解が占めている。

回答では、パブコメに似たような文言が多く見られたことについて、「県民等から寄せられた意見をそのまま受理したものであり、そもそも、県民等からの意見提出に対して、議会は直接関与できる立場にはなく、パブリックコメントの意見が提出された経緯等を把握・確認することはできないし、義務付けられていない」。また、パブコメの概要版の表紙に賛成と反対の数を集計して載せたことについては「県民等から様々な立場で多数の意見が寄せられたことから、事務局において、意見の整理をするため」だとし、条例の制定過程に特段の疑義や問題はないという考え方を示した。

その後、パブコメ問題についての取材の糸口がつかめずにいた中、21年2月、国際芸術祭「あいちトリエンナーレ」の展示を巡って、愛知県の大村秀章知事へのリコール（解職請求）に向けて集められた署名で「不正」が発覚し、全国ニュースとなった。中日新聞の記事によると、「書いた覚えがないのに署名がある」などの県民の声を受け、県選挙管理委員会が調査したところ、提出された43万5000筆の署名のうち約83%が同一筆跡などの無効の疑いがあることが判明。中日新聞と西日本新聞の共同取材で、多数のアルバイトが、愛知県民らの名前や住所が書かれた名簿を、リコール活動団体の署名簿に書き写していたことが分かった（その後、リコール活動団体の事務局長らが地方自治法違反の署名偽造の疑いで逮捕）。

首長の解職について有権者が直接意思を示すリコールで「署名の偽造」が行われるという、まさに民主主義の根幹を揺るがすような事件には私も衝撃を受けた。と同時に、香川県のゲーム条例の「パブコメ〝水増し〟疑惑」との類似点も感じずにはいられなかった。

そして、同じように感じて行動を起こしたのが、香川県を相手に裁判を起こしていた渉さんだった。21年3月15日、県議会が行ったパブコメに「不正があった」として、香川県内外の14人と連名の告発状を高松北警察署に提出したのだ。告発は私文書偽造と行使の疑いで、容疑者は不詳。「他人の名義を許可なく、または、実在しない情報を使用し、県民の多くがこの条例の制定を求めているかのように偽造した可能性が高い」とした。渉さんは刑事告発に至った理由についてこう語った。

「愛知県のリコール不正と容疑内容は違うんですけど、署名とかパブリックコメントというのは民意を表すものの1つだと思っているので、そこを偽造したとなると、僕自身も許せないですし。民主的な政治に対しての挑発というか、そういった部類のものなのかなと思った」

警察は、告発状をその場では受理せずに「一時預かり」とし、中身や証拠を精査するとした。情報公開請求をもとにした取材では「黒塗りの壁」に阻まれて核心に迫り切れていなかったため、警察の捜査によって新たな事実が明らかになることを期待した。

だが、愛知県のリコール署名のような展開にはならなかった。

捜査関係者への取材によると、警察は告発状にあった「私文書偽造・行使」ではなく、「私電磁的記録不正作出・行使」の疑いを視野に、香川県議会事務局にパブコメの送信データを任意で提出するよう求めた。情報公開請求では黒塗りにされていた意見の「送信者」が分かるデータだ。議会事務局は当初、難色を示していたが、21年夏ごろには資料の提出に応じた。警察が意見の送信者たちに接触したところ、「無断で名前を使われた」という声は出ていないという。告発状受理の前段階の話であるため、捜査関係者の口は堅いが、「職場関係で頼まれて名前を貸した」という人が多いようだ。本人の承諾を得ていれば、何人かの意見をまとめて送ることは問題にはならない。また、もし仮に何らかの不正が認められた場合でも、地方自治法に定められたリコール手続きとは違ってパブコメの場合は「立件のハードルが高い」と話す捜査関係者もいた。

捜査が手詰まりな状況が続いていた22年9月、「知人に頼まれ、パブコメで『賛成意見』を送ってしまった」という女性にたどり着いた。

匿名を条件に取材に応じてくれた香川県在住の50代の女性。頼んできたのは、条例を推進してきた県議会議員の親族だった。依頼の際のLINEでのやり取りがまだ残っていて、実際に見せてもらった。本人の特定につながらないよう少しぼかして記すが、「パブリックコメントで『条例に賛同する』と書き込みをしてほしい」という旨の依頼で、決して強制、強要するような文面ではなかった。

「条例についてはニュースで見て知ってたんですけど、特に興味があったわけではないので、自分で深く掘り下げて情報を収集するとかはしていなくて。お互いの関係上、『わかった、するよ』っていう形で、ホームページを検索したら『記名式』っていうのを知って……」

選挙であれば、誰かに頼まれたとしても実際に投票所でどの候補に票を投じたかは分からないが、パブコメで意見を送るためには、自分の氏名や住所などを記す必要がある。「後で見たときに、頼まれたけどこんな内容のものを送ったっていうのがバレる」と思い、そのときは賛同するしか選択肢がなかったと話す。だが、「パブコメの賛成意見で似たような文言が多い」というわれわれが報じたニュースを見て「明らかにおかしい」と感じたという。

情報公開請求で入手したパブコメの原本で、女性が送ったとする日時と照らし合わせて投稿を特定した。連続投稿されたとみられる「皆の意識が高まればいい」や「明るい未来を期待して」などの特徴的な言い回しのものとは異なるが、理由はごく短く、「賛同する」と伝える意見だった。パブコメで寄せられた反対意見は1投稿当たり平均1423・6文字だったのに対し、賛成意見は35・4文字だった。この女性のように「人に頼まれて、とりあえず賛同、賛成だけを表明した」という人が多いのかもしれない。

――「賛同します」という意見を送ったことについて、今、後悔されていますか?

「そうですね。はい。もっと自分のはっきりした意見があったら後悔してないんですけど、あの時はもう『頼まれたから反対とは書けない』っていうプレッシャーを感じた状態で送ったので、後悔しています」

――約2700というパブリックコメントでは考えられない量の意見が来て、8割以上が賛成意見だったというのが条例の制定に影響を及ぼしたと思われますか?

「そうですね。はい。それも少なからずあると思います」

――という意味では、言い方は悪いですが、自分も加担してしまったという……

「そうですね。それをすごく思います」

少し酷な質問を投げ掛けてしまったが、女性が取材に応じてくれたのも、自分がこの条例に賛同する意見を送ってしまったという自責の念からだった。この経験をしてからは、条例や議会について以前よりも深く考えるようになったそうだ。

「私たち県民の知らないところでいろんなことが決められていく。それも結論ありきみたいな形で。で、決まった後に知らされるっていうことをすごく疑問に思ってますし、ちょっと憤りも感じる部分です」

条例は当事者を救うのか

ゲーム条例を巡る違憲訴訟の判決では、条例制定の根拠である「立法事実」としてインターネット・ゲーム依存症の治療、予防の必要性を認め、「本人や保護者らが医療的対応を求めて専門施設に相談する件数が多数に上っている実情があり、既に複数の医療機関において対応を余儀なくされている」と指摘した。

では、逆に医療的対応を求めている当事者にとってこの条例は必要なものなのだろうか？　高松市の三光病院に取材を申し込んだ。

三光病院は香川県の依存症治療拠点機関としてアルコールや薬物、ギャンブルなどのアディクション（依存症）治療に取り組んでいる。18年からはネット・ゲーム依存専門の「こども外来」を設けた。

毎週土曜の午前中に医師による診察のほか、当事者同士でネットやゲームとの付き合い方を話し合うグループワークや交流会、家族教室を開いている。中・高生を中心に、不定期も含めて約50人ほどが通院している。

こども外来に通っている高校生、大学生とその母親たちに「グループインタビュー」の形で話を聞いた。子どもと親は時間をずらして別々に取材した。このうち、親子2組と母親1人の話を紹介したい。なお、当事者は全て仮名とする。

高校2年生の水田リョウさん(17)は、小学6年生のとき、担任の教師との折り合いが悪くなり、学校に行けなくなった。母親のミキさんは「『右へならえ』という学校の空気が窮屈だったのだろう」と話す。中学校に入ってもなかなか登校できず、家にいる時間のほとんどをゲームに費やすようになった。多いときは1日に10時間以上。リョウさんは「本当に他にやることがなかった」と振り返る。

三光病院に通院するきっかけとなったのは「高額課金」だった。主にオンラインのシューティングゲーム『フォートナイト』でゲーム内の通貨を購入するため、親のクレジットカードを無断で使い、約70万円の請求が来た。消費生活センターに相談し、そのうち何十万円かは戻ってきたそうだが、リョウさんは課金の際、金額を全く意識していなかったという。

「あの時は、本当になんも考えてなくて。歯止めがきかなくなってたというのはありました。明細書を見せられたときは、さすがにヤバッて思いましたよ。明細は今でも家に飾られてますよ、見せしめに。あ、戒めか」

大学1年生の原カズマさん(19)がゲームに没頭し始めたのは、高校に入ってからだ。希望していた高校に行けず、私立高校に進学したが、授業で使うタブレット端末で授業中にゲームをして教師に怒られたり、夜中にゲームをして起きられなかったりするようになったと母親のマミコさんは話す。

「日常生活とか学校生活に支障が出ているからっていうので、タブレットやスマホを隠したりしたんですけど、怒って壁に穴を開けたり、つかみ合いのけんかをしたり。ちょっと手に負えないなとなったときに、病院を受診してみようかとなってここに連れてきました」

結局、カズマさんは高校1年生の冬に通信制の高校に編入した。通信制では課題さえ出せば毎日通わなくてもよいため、完全に昼夜が逆転。朝5時ごろに寝て夕方起きる。ひどいときは丸1日ゲームをして、次の日に丸1日寝るという生活になった。カズマさんは当時をこう振り返る。

「学校へ行きづらいとか、そういうのを忘れるためみたいなところもあったんじゃないかな。楽しいには楽しいんですけど、めちゃくちゃゲームに魅力があってというよりは忘れたくてっていう感じ。なので、実際に生活とかメンタルが安定している時はゲームが減ったりしてた」

水田リョウさんと原カズマさん、2人に共通しているのが、ゲームに依存することで生活が壊れていくより先に、学校生活での「つまずき」があったことだ。三光病院の海野順院長はこう指摘する。

「つまずきがあって、現実の大変さをゲームでうまくバランスとる。その大変な期間が続いているうちに、本人にとってはゲームの大切さがどんどん上がる。ゲームがつながり先として非常に大きくなっていくと、それを捨ててリアルのほうを充実させたいという気持ちがなかなか育ちにくくなる」

大学2年生の岡本ユウタさん（20）も、高校の担任との衝突がきっかけでゲームの時間が長くなり、学校に行けなくなった。母親のカヨさんは「ゲームが悪いんだ」と取り上げようとして息子と衝突したときのことを話してくれた。

「2つに折りました、DS（ニンテンドーDS）を。反対向きに閉じました。目の前でやりましたから」

――そのとき、ユウタさんは？

「『生きている意味がないから死のう』ってベランダに行きました。お互いにヒートアップしているから『死ぬんだったら、死んだらええわ』みたいな気持ちもどっかで。言いはしなかったですけど。こんな毎日嫌やし、子どもを見ているのもつらいし、親もどうにかなりそうでした」

しかし、カヨさんは今となっては「ゲームを取り上げても意味がなかった」と気づいたという。

「本人が悩んでる部分に気づく前に、目の前にいる子どもはずっとゲームをしているから、親から見たらきっとそれが原因なんだって、それを取り上げてしまえば学校行くんじゃないかとか思ったけど。本人に本音を聞くと『ゲームがないと自分の気持ちのバランスがとれなかった。やっている間は嫌なことを考えなくて済むから』と。結局、親が埋めてあげられなかった部分をゲームが埋めてくれてた。それに救われた部分もある」

子どもも親も苦悩の日々を送っている当事者たちは、香川県の条例をどう受け止めたのだろうか？

岡本カヨさんは、条例が家庭でのルールづくりなどを「保護者の努力義務」にしている点に言及した。

「あれは親が守らせるようにしましたよね。子どもに対してじゃなく。でも、それができてたらこんなことにはなってない。60分とかといっても、実際、『それ以外、何をしたらええの？』って言われると、親が何か別のものを提供しなければならないみたいな、ちょっと強迫観念がある。条例を作った人たちの理解が足りてないのかなって。根性論みたいな、気合が足りんからやめられんのやみたいな。だから60分とか具体的な数が出てくる」

70万円もの課金をされる経験をした水田ミキさんも、子どもにルールを守らせる責務について「できるんだったらやっている」と話す。

「それを強制的にやるとしたら、もう家庭内戦争が起きてボロボロになる覚悟で、けんかしながらでもやれって言うんだっていう感じ」

息子のリョウさんは、ゲーム機を没収されたり、Ｗｉ－Ｆｉをつながらなくされたりという強硬手段が取られたときには「反発して壁を蹴って穴を開けた」と打ち明ける。条例案が話題になったとき、こども外来に通う中・高生の間ではバカにするような反応が多かったという。

「当時は何時間ゲームしたかを『1香川』『2香川』って言うのがはやってました。香川県では1時間しかできないんで、1時間を『1香川』っていう単位で。『俺、きょう5香川したわ』とか。条例自体、実際は拘束力がないんですけど、あれを盾に親に何か言われるってなると、だる過ぎるので個人的にはすごい反対」

原カズマさんも、条例ができたときは17歳で、対象となる年齢だった。

「条例ができてもあまり家では変化はなかったんですけど、そもそもあれって学力を伸ばすための条例ですよね？　ゲーム時間と正答率のグラフとか出して。自分らがなってるのは、学力の低下どころじゃなくて昼夜逆転なので」

三光病院でのグループインタビューを通じて、「ネット・ゲーム依存症対策」と掲げたこの条例が、今まさに深刻な依存に陥っている子どもや保護者には「届いていない」ことを強く感じさせられた。そればかりか、「乳幼児期から、子どもと向き合う時間を大切にし、愛着を育む」ことが依存症対策につながると強調する条文は、逆に親を責め、追い詰めることになってはいないか。

中学時代は1日10時間ゲームをすることもあった水田リョウさんは、高校入学で環境ががらりと変わり、今では2〜3時間で収まっているという。ゲームのプログラミングを行うコミュニティーに入って目標も見え、「今はゲームとうまく付き合えるようになってきた」と話す。原カズマさんは、それまで言えなかった「高校に行きたくない、学校を変えたい」という本音を打ち明けてからは、親と衝突することが減ったという。県外の大学に進んで一人暮らしをしている今も生活のリズムをつかみ切れず、朝起きられないこともあるそうだが、単位取得やアルバイトなどの目標を語ってくれた。2人とも明るく取材に応じてくれたが、心に引っ掛かる言葉も残している。

「俺たちよりもっとヤバイ奴とか、そもそもたぶんここ（病院）に来んのよね」

「推進計画」が立ち消えに？

香川県教育委員会が21年度に行った「スマートフォン等の利用に関する調査」では、中学生の5・5％、高校生の4・4％がネット・ゲームの依存傾向で「注意が必要」とされた。

一方、ネット・ゲームの依存症対策を担当する県の障害福祉課に、ネット依存やゲーム障害などの症状で現在入院・通院治療を受けている人が県内にどれくらいいるかを問い合わせたところ、そうした数字を把握していなかった。県教委の調査は、抽出された学校で行うアンケート調査のため、そもそも学校に通えなくなったような子どもたちは対象からは漏れている。

今回話を聞いた保護者からは、行政に対して「もっと相談機関を増やしてほしい」という声が聞かれた。三光病院のネット・ゲーム依存専門外来にたどり着く前に、別の精神科で「ゲームを取り上げたらいいんですよ」と軽くあしらわれた経験がある人もいた。

ゲーム条例では、県が医療提供体制や相談支援の充実を図ることも定めていて、これに基づいて医療従事者向けの研修や、月1回の家族教室が開催されている。

海野院長は、依存対策に社会全体で取り組むことや、関係機関の「連携」が盛り込まれていることがこの条例の意義だと語る。

「条例の中では『連携』という言葉が13回も使われているんですよね。これまでは、学校に相談に行ったら『ネットやゲームの使い方は家庭の問題でしょ』と返され、小児科では『分かりません』と言われ、精神科に行ったら『うちでは診られません』と言われて、結局行き場がないという家族が結構いた。条例がきっかけとなって、家庭、教育現場、医療、行政がつながれるようになったことはすごくありがたい」

ただ……と海野院長が続ける。

「1日60分、90分までという時間制限のところがクローズアップされたり、条例を作る過程でごたごたしてしまったのはとてももったいない」

そして、海野院長はこの条例の理念を達成するため専門家や関係者らで「推進計画」を策定する話が「立ち消え」になったことを明かした。

アルコールやギャンブル依存については、それぞれ国の「アルコール健康障害対策基本法」と「ギャンブル等依存症対策基本法」に基づいて、香川県でも精神科医や行政、警察、関係団体（小売酒販組合、遊技業協同組合など）による策定委員会が設置され、「推進計画」を作っている。このうち「第2期香川県アルコール健康障害対策推進計画」は、22年から26年までの5年間で、

- 生活習慣病のリスクを高める量を飲酒している者の割合を減少させる（26年までに男性12・4%以下、女性6・4%以下）。
- 国等が実施する相談支援者向け研修に保健所職員等を派遣する（26年度までに10人派遣）。

などといった具体的な「数値目標」が定められている。そして、対策の効果に関する評価を踏まえ、少なくとも5年ごとに計画を見直すことも明記されている。

海野院長は「アルコールやギャンブルのような推進計画を作ってやっていかなかったら、条例を『作りっぱなし』で終わる」と指摘する。

「私は当然それができるものだと思ってたし、県の人も最初はやるっぽく言っていたと思うんです。専門家会議みたいなの（策定委員会）を『もし始めたら来てください』みたいなことを言われた気が

するんですけれども、それがなくなってしまった。条例の中に『基本計画をちゃんと作って、それを毎年見直す』みたいなことを入れてくれたら実効力がつきますよ」

条例に基づく「推進計画」をもともと県が策定しようとしていたかどうかは定かではない。だが、ゲーム条例の附則にあった「施行2年を目途とした検討」がうやむやなまま終わったのは、こうした計画や数値目標がなかったことも一因だろう。県が行っている個々の施策がどのような成果に結びついているのか、そもそもそれを誰が判定するのかも明確に決まっていないのだ。

ゲーム条例が投げ掛けたもの

23年4月で条例の施行から丸3年。1つの条例をこれほどまで長く追い続けることになるとは思っていなかった。私がこの条例について本格的に取材して報じ始めたのは、条例が成立する直前だ。大きく出遅れた、もっと早い段階から問題提起できていればという反省と、「もう二度とこのような不透明な制定過程を許してはいけない」という思いが取材の原動力になっている。

その最たるものがパブコメを巡る問題だ。賛成意見の〝水増し工作〟に直接関与したのが誰なのかは別として、賛否の数を発表し、寄せられたほとんどの意見を「誤解」だとして耳を傾けなかったこと。あろうことか、「パブコメをいつ実施したか分かっていない」と述べる検討委員までいた。見過ごされている小さな意見、多様な意見をすくい上げるという制度の趣旨を軽視し、「数の力」で反対意見を抑え込むような形でパブコメを使った県議会と議会事務局の責任は重い。

だが、そこで終わらず、多くの人が条例の施行後も「おかしい」と声を上げ続けていることも取材の後押しになった。

21年8月、サイエンスフィクションの愛好者や作家などが交流する「日本SF大会」の企画の1つとして、ゲーム条例の制定過程の問題点などを考えるシンポジウムが高松市で開かれた。パネリストの1人で、ゲーム開発に詳しい東京国際工科専門職大学講師の山根信二さんの言葉が印象に残っている。

「香川県だけじゃなくて、今後、いろんな自治体でこういう条例が出てくる可能性があります。香川県は早い段階でいろんな専門家の方が発言されてましたけど、誰も発言しなかったらと思うととても怖いことだった。香川県では、いち早く条例案を公開してくれる人がいた。あるいは、科学者、専門家にインタビューするテレビ局があったことで、条例についての議論が深まっている。この出来事を全国的に共有していければいいと思います」

条例の素案を入手し、ネット上で公開して議論を巻き起こしたコンテンツ文化研究会の杉野直也さんは、22年12月、条例が実際にどう使われているか、運用を監視することが大切だとして『ゲーム条例の今2022』と題した動画をYouTubeにアップした。

それまで政治とは無縁だったITエンジニアの岸本充裕さんは、ネットやゲームを「悪者扱い」する条例に憤りを感じ、県議会に条例の制定過程を検証するよう陳情したり、弁護士費用の返還を求める住民訴訟の原告に名を連ねたりしている。「地方自治への無関心がこの条例を生んだ」として、今もツイッターなどで発信を続けている。

とかく報道は、「賛成派・反対派」のように構図を単純化しがちだ。だが、条例の問題点を指摘する人たちに話を聞くと、第4章でも記したように、決して感情的になって規制に反発しているわけではなく、ネットやゲームとの向き合い方について真摯に考えていた。

ゲーム業界でも、一般社団法人コンピュータエンターテインメント協会（CESA）、一般社団法人日本オンラインゲーム協会（JOGA）、一般社団法人モバイル・コンテンツ・フォーラム（MCF）、一般社団法人日本eスポーツ連合（JeSU）の4団体がゲーム障害に関する「効果的な対策」を模索する基礎となる科学的な調査研究を外部の有識者に委託。心理学や精神医学、教育学や脳科学などの専門家で作る「ゲーム障害調査研究会」が21年、全国の10歳から59歳を対象にした大規模な調査を行い、22年10月に中間報告を発表した。それによると、ゲーム障害が疑われる割合（疑い率）は小・中学生で2％程度、全体では1％弱で、「無視できるものではなく、対策が求められると言える」とした。一方で、「障害や苦痛を十分に考慮せず、やたらに『ゲーム障害』『ゲーム依存症』という概念を拡張的に使うことは避けるべきであろう」という留意点にも言及した。今後は、同一の対象者に追跡的な縦断調査を行い、「長時間のゲームプレイがゲーム障害の疑いを引き起こすのか」「障害の疑いが長時間使用を引き起こすのか」という因果関係の特定を目指すとしている。

こうした市民や専門家、業界の動きとは裏腹に、香川県は全国で初めてとなる「ネット・ゲーム依存症対策条例」を制定したにもかかわらず、その「成果」を全く発信できていない。他の都道府県に先駆けて行った取り組みで、これだけの成果が出ているとデータを挙げて発信し、わが国のネット・

ゲーム依存対策をリードしていくような姿勢が感じられないのだ。

なぜか。県の執行部側には、「議員提案条例」だからという遠慮があるように思う。職員がそれぞれ真摯に事業に取り組んでいることは間違いないが、あまり突出した動きはしづらいのではないか。一方の議会側は、自分たちで条例を提案したにもかかわらず、制定以降、急激に「熱量」を失っているように感じる。条例案に賛成した議員の中には、取材を続けているわれわれに対し「もうこれ以上、この条例のことを蒸し返してほしくない」という態度を露骨にとる議員もいる。22年度当初予算案を審議する2月定例議会で、前年度より増額したネット・ゲーム依存症対策事業費に関する質問が一切出なかったのはその表れだろう。

本来であれば、せっかく作った条例を運用面でも磨いていこうとすると思うのだが、もはや「なかったことにしたい」という意思すら感じてしまう。

第4章で紹介したサウンドプログラマーの岩本翔さんは20年1月、香川県議会が行ったパブコメにゲーム関連事業者の1人としてメールで意見を送った。分量はA4換算で21ページ分。私の取材に対するメールは、県議会に対する痛烈な「皮肉」で締めくくられていた。

「(パブコメの)1つずつの論理的な指摘に対して1つとして答えることなく、『賛成多数』などとして私の意見を『ただの一票』に変換し、しかもその票数自体も操作されていることが明らかになったことで、この条例は建設的な制度設計を目的としたものではなく、『条例を作る』というゴールありきで設計された、政治家の政治家による政治家のためのゲームだったんだろう、というのが私の感想です」

では、取材を続ける私にとっての「ゴール」とは何か。「条例に反対する記者」といったレッテルを貼られることもあるが、この条例が廃止や改正されればそれでいいと思っているわけではない。実際にネットやゲームの過剰使用で苦しんでいる人や保護者の声を聞き、対策に乗り出している人たちの取り組みも取材した。良くも悪くも全国から注目を集めたここ香川県から、ネット・ゲーム依存についての最先端の動きを発信できないかと考えている。

そして、報道機関の大きな役割でもある「行政の監視」。条例の制定過程の検証や、施行後にどんな施策が行われているか目を光らせることで、恣意的な運用や暴走を食い止めなければならない。県が20年度に小・中学生を対象に作成、配布した「ネット・ゲーム依存予防対策学習シート」。「過剰なゲームによって脳が萎縮している」ことを示す脳のイラストに対する専門家による疑問の声を報じた結果、21年度に作成された「高校生版」からはこのイラストが消えた。また、この学習シートでは「ゲーム障害」について「WHO（世界保健機関）が認定した国際疾病」と記載されていたが、21年3月に県教委が発行した教職員向けの対策マニュアルでは「WHOにおいて、『ゲーム症（障害）』が、『物質使用及び嗜癖行動による障害』の1つに位置づけられました」と、より正確な表現になっていた。公に「誤りだった」と認めることはしなくても、問題点を指摘し続けることで現場では改善・修正が加えられるのだと実感させられた。

最後に、このゲーム条例をテーマに私が制作した2つの番組で使った言葉を「締めの言葉」として、筆をおきたいと思う。

条例ができたら終わり、ではない。

これからも取材を続けるつもりだ。

あとがき

ＫＳＢ瀬戸内海放送のホームページに掲載されているゲーム条例、および香川県のネット・ゲーム依存症対策に関連するニュースや特集記事は２０２３年３月までに74本。これに特別番組２本を加え、累計の放送時間は３年あまりで４時間を超えた。われながらしつこい性分だと思う。条例の制定前に熱心に取材していた他社の記者たちが異動や担当変更になる中、こうして１つのテーマを長期にわたって追い続けさせてもらえるのはわが社の強みだと感じる。

取材・報道にあたっては、できるだけ顔出しリポートや、会見での自分の質問を使うことで、「顔が見える」よう心掛けてきた。議会や行政に対する問題提起をする上で、新聞の署名記事のように取材者としての責任の所在を明らかにするのが狙いだが、継続的な発信が新たな取材を呼び込むという効果もあった。

「山下記者の力になれれば」とパブリックコメントのテキスト分析に取り組んだ斎藤長行さんや、京都のパブコメ普及協会の皆さん。そして、ゲームクリエイターの米光一成さんや岩本翔さんは、取材を申し込む前からツイッターで私のアカウントをフォローしてくださっていた。ゲーム条例を巡る報道はもともとＳＮＳで火が付き、香川のみならず全国から注目を集めたこともあるが、関連のニュースを拡散し続けてくれる方、「ニュースを見ています」と声をかけてくれる方は思いのほか多かった。

マスコミは注目の話題を集中的に、時に過熱気味に報じ、潮が引くように一気に報じなくなる傾向があり、常々疑問に感じている。「おかしいことはおかしいと言い続ける」をモットーに取材を続けていると、「ひとり旅」のようになることもしばしばある。そんな中、インターネットやリアルの場での応援の声は、取材の大きな原動力となった。

本書執筆の動機は、取材を積み重ねていく中で、「放送時間」という制約のため伝えきれない部分が多くなってきたことや、日々のニュースだとどうしても情報が断片的になっているのを感じたことが大きい。また、条例施行から時間が経つにつれ報道の絶対量が減り、風化が避けられない中、「書籍」という形で記録を残しておきたいというのもあった。

そんな私の思いに呼応し、執筆に伴走してくださったのが編集者のアサノタカオさん。ゲーム条例の制定過程について「民主主義の根幹をなす科学や文書の軽視という点で、現在の日本の政治のあり方、もっと言えば世界の政治のあり方を暗示する深刻な問題だ」と、一地方の議会、行政の問題に止まらない視座を提示してくださった。アサノさんとは企画当初から「単に番組を文字おこししただけのような本にはしたくない」と話していて、一度ニュース用に取材した内容を改めて深掘りしたり新たな取材を加えたりした。日常業務と並行しての執筆活動は決して楽ではなかったが、楽しかった。

そして、私の座右の書である『黒田清　記者魂は死なず』（有須和也著）を刊行した河出書房新社から自著を出せることも望外の喜びだ。

改めて取材、執筆を支えてくれた全ての人に感謝したい。

これからもテレビドキュメンタリーの制作とノンフィクション書籍執筆の「二刀流」を目指し、真摯に取材対象と向き合っていこうと思う。

２０２３年３月　　山下洋平

関連年表

２０１９年
１月６日　四国新聞「ほっとけない『ゲーム依存』」キャンペーン開始
３月８日　香川県議会「ネット・ゲーム依存症対策議員連盟」設立
４月７日　県議会議員選挙
　30日　大山一郎議員が県議会議長に就任
５月25日　WHOが「ICD-11」を承認「Gaming Disorder」を収載
９月19日　県議会に条例検討委員会設置　第１回検討委員会
10月17日　第２回検討委員会　専門家との意見交換
11月28日　第３回検討委員会　条例の骨子案提示
12月12日　第４回検討委員会　香川県内関係団体との意見交換

２０２０年
１月10日　第５回検討委員会　条例の素案提示
　20日　第６回検討委員会　素案の修正
　23日～２月６日　条例素案に対するパブリックコメント
２月６日　国の第１回ゲーム依存症対策関係者連絡会議
３月12日　第７回検討委員会　パブコメ概要発表　条例案採決

18日　ネット・ゲーム依存症対策条例案が県議会で可決、成立
4月1日　ネット・ゲーム依存症対策条例が施行
13日　情報公開請求でパブコメの原本が開示
27日　県議会の3会派が条例制定過程の検証を申し入れ
30日　県議会の大山議長が退任
5月25日　香川県弁護士会が条例の廃止などを求める会長声明
9月30日　条例を巡り高校生と母親が違憲訴訟を提起
12月22日　違憲訴訟　高松地方裁判所で第1回口頭弁論

2021年

3月15日　パブコメに不正があった疑いで高松北警察署に告発状提出
26日　国の第2回ゲーム依存症対策関係者連絡会議
7月10日　高松市の商店街で「Sanuki X Game」開催
8月5日　違憲訴訟の弁護士費用を巡り住民監査請求
9月28日　香川県監査委員が住民監査請求を棄却
10月16日　弁護士費用の返還などを求める住民訴訟を提起
12月14日　県議会　施行2年を前に条例の検討を開始するよう求める陳情を不採択
21日　山田太郎参議院議員らが「ゲーム障害勉強会」を立ち上げ

2022年

1月1日　「ＩＣＤ－11」が発効
5月16日　違憲訴訟　第7回口頭弁論　原告側の訴訟取り下げを却下し結審
8月7日〜11日　香川県がオフラインキャンプを開催
30日　違憲訴訟　地裁が「合憲」判決　原告側の訴え棄却
11月1日　違憲訴訟　地裁判決が確定

2023年
1月26日　弁護士費用の返還などを求める住民訴訟判決　原告側の訴え棄却

資料
香川県ネット・ゲーム依存症対策条例（全文掲載）

インターネットやコンピュータゲームの過剰な利用は、子どもの学力や体力の低下のみならずひきこもりや睡眠障害、視力障害などの身体的な問題まで引き起こすことなどが指摘されており、世界保健機関において「ゲーム障害」が正式に疾病と認定されたように、今や、国内外で大きな社会問題となっている。とりわけ、射幸性が高いオンラインゲームには終わりがなく、大人よりも理性をつかさどる脳の働きが弱い子どもが依存状態になると、大人の薬物依存と同様に抜け出すことが困難になることが指摘されている。

その対策としては、国において、他の依存症対策と同様に、法整備の検討や医療提供体制の充実などの対策を早急に講ずる必要があるが、県においても、適切な医療等を提供できる人材などを育成するため、研修体制の構築や専門家の派遣等の支援に取り組むことが求められている。

加えて、子どものネット・ゲーム依存症対策においては、親子の信頼関係が形成される乳幼児期のみならず、子ども時代が愛情豊かに見守られることで、愛着が安定し、子どもの安心感や自己肯定感を高めることが重要であるとともに、社会全体で子どもがその成長段階において何事にも積極的にチャレンジし、活動の範囲を広げていけるようにネット・ゲーム依存症対策に取り組んでいかなければならない。

ここに、本県の子どもたちをはじめ、県民をネット・ゲーム依存症から守るための対策を総合的に推進するため、この条例を制定する。

〈目的〉

第1条　この条例は、ネット・ゲーム依存症対策の推進について、基本理念を定め、及び県、学校等、保護者等の責務等を明らかにするとともに、ネット・ゲーム依存症対策に関する施策の基本となる事項を定めることにより、ネット・ゲーム依存症対策を総合的かつ計画的に推進し、もって次代を担う子どもたちの健やかな成長と、県民が健全に暮らせる社会の実現に寄与することを目的とする。

〈**定義**〉

第2条　この条例において、次の各号に掲げる用語の意義は、当該各号に定めるところによる。

（1）ネット・ゲーム依存症　ネット・ゲームにのめり込むことにより、日常生活又は社会生活に支障が生じている状態をいう。

（2）ネット・ゲーム　インターネット及びコンピュータゲームをいう。

（3）オンラインゲーム　インターネットなどの通信ネットワークを介して行われるコンピュータゲーム

（4）子ども　18歳未満の者をいう。

（5）学校等　学校教育法（昭和22年法律第26号）第1条に規定する学校（大学を除く。）、児童福祉法（昭和22年法律第164号）第39条第1項に規定する保育所及び就学前の子どもに関する教育、保育等の総合的な提供の推進に関する法律（平成18年法律第77号）第2条第6項に規定する認定こども園をいう。

（6）スマートフォン等　インターネットを利用して情報を閲覧（視聴を含む。）することができるスマートフォン、パソコン等及びコンピュータゲームをいう。

（7）保護者　親権を行う者若しくは未成年後見人又はこれらに準ずる者をいう。

〈**基本理念**〉

第3条　ネット・ゲーム依存症対策は、次に掲げる事項を基本理念として行われなければならない。

（1）ネット・ゲーム依存症の発症、進行及び再発の各段階に応じた防止対策を適切に実施するとともに、ネット・ゲーム依存症である者等及びその家族が日常生活及び社会生活を円滑に営むことができるように支援すること。
(2) ネット・ゲーム依存症対策を実施するに当たっては、ネット・ゲーム依存症が、睡眠障害、ひきこもり、注意力の低下等の問題に密接に関連することに鑑み、これらの問題に関する施策との有機的な連携が図られるよう、必要な配慮がなされるものとすること。
(3) ネット・ゲーム依存症対策は、予防から再発の防止まで幅広く対応する必要があることから、県、市町、学校等、保護者、ネット・ゲーム依存症対策に関連する業務に従事する者等が相互に連携を図りながら協力して社会全体で取り組むこと。

〈県の責務〉
第4条　県は、前条の基本理念にのっとり、ネット・ゲーム依存症対策を総合的に推進する責務を有する。
2　県は、市町が実施する施策を支援するため、情報の提供、技術的助言その他の必要な協力を行う。
3　県は、県民をネット・ゲーム依存症に陥らせないために市町、学校等と連携し、乳幼児期からの子どもと保護者との愛着の形成の重要性について、普及啓発を行う。
4　県は、子どもをネット・ゲーム依存症に陥らせないために屋外での運動、遊び等の重要性に対する親子の理解を深め、健康及び体力づくりの推進に努めるとともに、市町との連携により、子どもが安心して活動できる場所を確保し、さまざまな体験活動や地域の人との交流活動を促進する。

〈学校等の責務〉
第5条　学校等は、基本理念にのっとり、保護者等と連携して、子どもの健全な成長のために必要な学校生活における規律等を身に付けさせるとともに、子どもの自立心を育成し、心身の調和のとれた発達を図るものとする。

2　学校等は、ネット・ゲームの適正な利用についての各家庭におけるルールづくりの必要性に対する理解が深まるよう、子どもへの指導及び保護者への啓発を行うものとする。
3　学校等は、校内にスマートフォン等を持ち込ませる場合には、その使用について、保護者と連携して適切な指導を行うものとする。
4　学校等は、県又は市町が実施するネット・ゲーム依存症対策に協力するものとする。

〈**保護者の責務**〉
第6条　保護者は、子どもをネット・ゲーム依存症から守る第一義的責任を有することを自覚しなければならない。
2　保護者は、乳幼児期から、子どもと向き合う時間を大切にし、子どもの安心感を守り、安定した愛着を育むとともに、学校等と連携して、子どもがネット・ゲーム依存症にならないよう努めなければならない。
3　保護者は、子どものスマートフォン等の使用状況を適切に把握するとともに、フィルタリングソフトウェア（青少年が安全に安心してインターネットを利用できる環境の整備等に関する法律（平成20年法律第79号）第2条第9項に規定する青少年有害情報フィルタリングソフトウェアをいう。以下同じ。）の利用その他の方法により、子どものネット・ゲームの利用を適切に管理する責務を有する。

〈**ネット・ゲーム依存症対策に関連する業務に従事する者の責務**〉
第7条　医療、保健、福祉、教育その他のネット・ゲーム依存症対策に関連する業務に従事する者は、県又は市町が実施するネット・ゲーム依存症対策に協力し、ネット・ゲーム依存症の予防等（発症、進行及び再発の防止をいう。以下同じ。）に寄与するものとする。

〈**国との連携等**〉
第8条　県は、国と連携協力してネット・ゲーム依存症対策の推進を図るとともに、ネット・ゲーム依存症対策に関して必要があると認めるときは、国に対し、他の依存症対策と同様に、法整備や医療提供体制の充実などの必要な施策とともに、ネット・ゲーム依存症の危険要因を踏まえた適切な予防対策の策定及び実施を講ずるよう求める。
2　県は、国に対し、eスポーツの活性化が子どものネット・ゲーム依存症につながることのないよう慎重に取り組むとともに、必要な施策を講ずるよう求める。
3　県は、県民をネット・ゲーム依存症から守るため、国に対し、乳幼児期からの子どもと保護者との愛着の形成や安定した関係の大切さについて啓発するとともに、必要な支援その他必要な施策を講ずるよう求める。

〈県民の役割〉

第9条　県民は、ネット・ゲーム依存症に関する関心と理解を深め、その予防等に必要な注意を払うものとする。
2　県民は、社会全体で子どもの健やかな成長を支援することの重要性を認識し、県又は市町が実施する施策に協力するものとする。

〈市町の役割〉

第10条　市町は、県、学校等、保護者、ネット・ゲーム依存症対策に関連する業務に従事する者等と連携し、ネット・ゲーム依存症対策を推進するものとする。

〈事業者の役割〉

第11条　インターネットを利用して情報を閲覧（視聴を含む。）に供する事業又はコンピュータゲームのソフトウェアの開発、製造、提供等の事業を行う者は、その事業活動を行うに当たっては、県民のネット・ゲーム依存症の予防等に配慮するとともに、県又は市町が実施する県民のネット・ゲーム依存症対策に協力するものとする。
2　前項の事業者は、その事業活動を行うに当たって、著しく性的感情を刺激し、甚だしく粗暴性を助長し、又は射幸性が高いオンラインゲームの課金システム等により依存症を進行させる等子どもの福祉を阻害するおそれがあるものについて自主的な規制に努めること等により、県民がネット・ゲーム依存症に陥らないために必要な対策を実施するものとする。
3　特定電気通信役務提供者（特定電気通信役務提供者の損害賠償責任の制限及び発信者情報の開示に関する法律（平成13年法律第137号）第2条第3号に規定する特定電気通信役務提供者をいう。）及び端末設備の販売又は貸付けを業とする者は、その事業活動を行うに当たって、フィルタリングソフトウェアの活用その他適切な方法により、県民がネット・ゲーム依存症に陥らないために必要な対策を実施するものとする。

〈**正しい知識の普及啓発等**〉

第12条　県は、県民がネット・ゲーム依存症に陥ることを未然に防ぐことができるよう、必要な情報を収集するとともに、オンラインゲームの課金システムその他のネット・ゲームに関する正しい知識の普及啓発及び依存症教育を行う。

〈**予防対策等の推進**〉

第13条　県は、市町、学校等、保護者、ネット・ゲーム依存症対策に関連する業務に従事する者等と連携し、県民がネット・ゲーム依存症に対する理解及びネット・ゲーム依存症の予防等に関する知識を深めるために必要な施策を講ずる。

〈**医療提供体制の整備**〉

第14条　県は、ネット・ゲーム依存症である者等がその状態に応じた適切な医療を受けることができるよう、医療提供体制の整備を図るために必要な施策を講ずる。

〈相談支援等〉

第15条　県は、ネット・ゲーム依存症である者等及びその家族に対する相談支援等を推進するために必要な施策を講ずる。

〈人材育成の推進〉

第16条　県は、医療、保健、福祉、教育その他のネット・ゲーム依存症対策に関連する業務に従事する者について、ネット・ゲーム依存症に関し十分な知識を有する人材の確保、養成及び資質の向上のために必要な施策を講ずる。

〈連携協力体制の整備〉

第17条　県は、第12条から前条までの施策の効果的な実施を図るため、市町、学校等、保護者、ネット・ゲーム依存症対策に関連する業務に従事する者等の間における連携協力体制の整備を図るために必要な施策を講ずる。

〈子どものスマートフォン使用等の家庭におけるルールづくり〉

第18条　保護者は、子どもにスマートフォン等を使用させるに当たっては、子どもの年齢、各家庭の実情等を考慮の上、その使用に伴う危険性及び過度の使用による弊害等について、子どもと話し合い、使用に関するルールづくり及びその見直しを行うものとする。

2　保護者は、前項の場合においては、子どもが睡眠時間を確保し、規則正しい生活習慣を身に付けられるよう、子どものネット・ゲーム依存症につながるようなコンピュータゲームの利用に当たっては、1日当たりの利用時間が60分まで（学校等の休業日にあっては、90分まで）の時間を上限とすること及びスマートフォン等の使用（家族との連絡及び学習に必要な検索等を除く。）に当たっては、義務教育修了前の子どもについては午後9時までに、それ以外の子どもについては午後10時までに使用をやめることを目安とするとともに、前項のルールを遵守させるよう努めなければならない。
3　保護者は、子どもがネット・ゲーム依存症に陥る危険性があると感じた場合には、速やかに、学校等又はネット・ゲーム依存症対策に関連する業務に従事する者等に相談し、子どもがネット・ゲーム依存症にならないよう努めなければならない。

〈財政上の措置〉

第19条　県は、ネット・ゲーム依存症対策を推進するため、必要な財政上の措置を講ずるよう努める。

〈実態調査〉

第20条　県は、子どものネット・ゲーム依存症対策を推進するため、この条例施行後3年間は毎年、その後は2年ごとに、本県におけるネット・ゲーム依存の実態に関する調査を行う。

附則

〈施行期日〉

1　この条例は、令和2年4月1日から施行する。

〈検討〉

2　この条例の規定については、この条例の施行後2年を目途として、この条例の施行状況等を勘案し、検討が加えられ、必要があると認められるときは、その結果に基づいて必要な措置が講ぜられるものとする。

引用・参考文献

『日本eスポーツ白書2022』（一般社団法人日本eスポーツ連合、2022年）
『厚生労働』2019年5月号（日本医療企画）
井出草平『井出草平の研究ノート』https://ides.hatenablog.com
岡田尊司『インターネット・ゲーム依存症――ネトゲからスマホまで』（文藝春秋、2014年）
筧誠一郎『続・eスポーツ地方創生――新たな展開を見せ拡大し続けるムーブメントの未来』（白夜書房、2021年）
ダニエル・キング、ポール・デルファブロ『ゲーム障害――ゲーム依存の理解と治療・予防』（樋口進監訳、成田啓行訳、福村出版、2020年）
小島寛明「小島寛明の『規制とテクノロジー』第60回 香川ゲーム条例ふたつの問題」『ASCII倶楽部』（2020年2月4日）https://ascii.jp/limit/group/ida/elem/000/004/001/4001619/
参議院法制局『法律の［窓］』https://houseikyoku.sangiin.go.jp/column/index.htm
じーくどらむす（岩本翔）「本気でゲーム依存に向き合う」『note』（2020年1月17日）https://note.com/geekdrums/n/n77ee7055edf5
じーくどらむす、ニカイドウレンジ、ミズハラユキ「イカはいつナワバリ争いをやめるのか？ インク中毒に陥ったヒトたちの緊急鼎談」『ゲームデザインの魔導書02 ゲーティア』（geekdrums、2016年）
篠原菊紀『「はげひげ（菊仙人）」の脳的メモ』https://kikusennin.seesaa.net/
杉野直也「香川県ネット・ゲーム依存症対策条例の問題点」『SYNODOS』（2020年1月27日）

https://synodos.jp/opinion/society/23267/
高橋利幸「テレビゲームとともに～高橋名人の25年～」『テレビゲームのちょっといいおはなし4』（社団法人コンピュータエンターテイメント協会、２００７年）
高橋名人「1時間規制について思う事」『高橋名人オフィシャルブログ 16連射のつぶやき』（２０２０年１月22日）https://ameblo.jp/meijin16shot/entry-12568833519.html
ナナトエリ、亀山聡『ゲーマーズ×ダンジョン――僕はゲーム依存じゃない（1）』（小学館、２０２２年）
ねとらぼ「〝ゲーム規制条例〟を香川県内の学生はどう思うか　反対の署名活動を行う高校生『ゲーム好きとしては、自分の将来は自分で決める』」『ねとらぼ』（２０２０年３月４日）https://nlab.itmedia.co.jp/nl/articles/2003/03/news069.html
花田照久、八木眞佐彦監修『ゲーム依存からわが子を守る本――正しい理解と予防・克服の方法』（大和出版、２０１９年）
樋口進『スマホゲーム依存症』（内外出版社、２０１７年）
セリア・ホデント『はじめて学ぶ　ビデオゲームの心理学――脳のはたらきとユーザー体験（ＵＸ）』（山根信二監訳、成田啓行訳、福村出版、２０２２年）
マンガ論争編集部「第2特集：引いたら終わり!?　マンガ・アニメ・ゲームの自由!!　香川県で、何が起きたのか?」『マンガ論争23』（永山薫事務所・福本義裕事務所、２０２０年）
森昭雄『ゲーム脳の恐怖』（ＮＨＫ出版、２００２年）
山田太郎『「表現の自由」の闘い方』（星海社、２０２２年）
吉川徹『ゲーム・ネットの世界から離れられない子どもたち――子どもが社会から孤立しないために』（合同出版、２０２０年）

米光一成「『香川県ゲーム規制条例』は、数の暴力によるゴリ押しで進んだ悪夢だ」『QJWeb』（2020年4月8日）https://qjweb.jp/journal/14470/

そのほか四国新聞、朝日新聞、毎日新聞、日経新聞、読売新聞、産経新聞、中日新聞、ねとらぼ、ITmedia、ABEMA TIMES、AERA dot.、弁護士ドットコムニュース、Game*Spark、電ファミニコゲーマーの記事を参照した。

編集協力　アサノタカオ

著者
山下洋平（やました・ようへい）
KSB瀬戸内海放送記者。1979年、香川県生まれ。東京大学文学部卒業後、放送局に入社。ニュース取材やドキュメンタリー制作を行う。高知県で起きた白バイとスクールバスの衝突死事故を巡る検証報道で、2014年にギャラクシー賞（放送批評懇談会主催）の報道活動部門大賞受賞。また企画・取材・構成を担当した『検証ゲーム条例』が、2021年に日本民間放送連盟賞のテレビ報道番組部門優秀賞受賞。著書に『あの時、バスは止まっていた——高知「白バイ衝突死」の闇』（SBクリエイティブ）。

ルポ ゲーム条例　なぜゲームが狙われるのか

2023年4月20日　初版印刷
2023年4月30日　初版発行

著　者　山下洋平
装　幀　松田行正
発行者　小野寺優
発行所　株式会社河出書房新社
〒151-0051
東京都渋谷区千駄ヶ谷2-32-2
電話03-3404-1201（営業）
03-3404-8611（編集）
https://www.kawade.co.jp/
印　刷　株式会社亨有堂印刷所
製　本　大口製本印刷株式会社

Printed in Japan
ISBN978-4-309-23126-6